# CURE PROMPTE ET RADICALE

### DE

# LA SYPHILIS

## SYPHILIS ET MERCURE

PAR

### LE Dᴿ J.-F. LARRIEU

MÉDECIN DE L'HÔPITAL DE MONTFORT-L'AMAURY
LAURÉAT DE L'ACADÉMIE DE MÉDECINE ET DE LA FACULTÉ DE PARIS

*Omnia probate ; quod bonum
est tenete.*

QUATRIÈME ÉDITION

REVUE ET CORRIGÉE

## PARIS

VIGOT FRÈRES, ÉDITEURS,

23, PLACE DE L'ÉCOLE-DE-MÉDECINE, 23

| S. PETERSBOURG | | LEIPZIG |
|---|---|---|
| Cʜ. RICKER | | A. TWIETMEYER |
| Perspective Nevsky, 14 | | Gellertstrasse, 16 |

1902

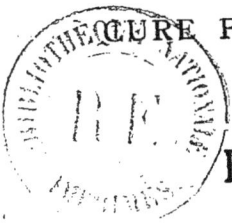

# CURE PROMPTE ET RADICALE

## DE

# LA SYPHILIS

# CURE PROMPTE ET RADICALE

DE

# LA SYPHILIS

---

## SYPHILIS ET MERCURE

PAR

## LE Dʀ J.-F. LARRIEU

MÉDECIN DE L'HÔPITAL DE MONTFORT-L'AMAURY
LAURÉAT DE L'ACADÉMIE DE MÉDECINE ET DE LA FACULTÉ DE PARIS

*Omnia probate ; quod bonum
est tenete*

QUATRIÈME ÉDITION

REVUE ET CORRIGÉE

---

## PARIS

VIGOT FRÈRES, ÉDITEURS,
23, PLACE DE L'ÉCOLE-DE-MÉDECINE, 23

| S. PÉTERSBOURG | | LEIPZIG |
|---|---|---|
| Cʜ. RICKER | | A. TWIETMEYER |
| Perspective Nevsky, 14 | | Gellertstrasse, 16 |

1902

# AVANT-PROPOS

Montrer que la syphilis peut, dans la plupart des cas, être enrayée dès le début ; que, parvenue à la période éruptive, elle est susceptible de guérir définitivement après un traitement de quatre à huit mois, tout en n'offrant plus qu'un minimum insignifiant de manifestations ; qu'enfin les désastreux effets du mal sur l'hérédité peuvent être conjurés : tel est le but du présent travail. Nous savons bien qu'en tenant ce langage, nous allons à l'encontre des idées généralement admises en la matière ; mais nous nous adressons aux esprits non prévenus et ne redoutons nullement la contradiction qui voudra bien se baser sur l'expérience. D'ailleurs, a écrit Daniel de Foë, celui qui croit avoir la vérité de son côté, est un sot aussi bien qu'un lâche, quand il a peur de la confesser à cause du grand nombre des opinions des autres hommes.

La question est plus importante que jamais : la syphilis a pénétré jusque dans les hameaux les plus reculés, grâce surtout au militarisme, et le mal ne fait que s'accroître, menaçant les forces vives de la population. Le traitement est, à peu de chose près, ce qu'il était il y a trente ans et plus, long et aléatoire ; et, en dépit d'une plus grande efficacité de certains procédés plus ou moins récents, on en est réduit à dire comme jadis l'illustre Prof. Virchow, que, même après le traitement le mieux suivi, « *nous n'avons aucun signe qui nous permette d'affirmer que le traitement est complet, que le malade est guéri* ».

Nous ne préconisons aucun remède secret, ni un traitement tellement compliqué ou désagréable, qu'il ne puisse être suivi partout. Une pratique de plus de douze ans, avec des succès qui ne se sont pas démentis un seul instant, les heureux résultats obtenus par quelques confrères et l'écoulement rapide du troisième tirage, nous ont encouragé à publier cette nouvelle édition. Nous y avons fait disparaître les imperfections qui s'étaient glissées à notre insu dans la précédente, et nous avons complété et remanié les parties qui, de l'avis de quelques praticiens, étaient insuffisantes ou trop peu explicites. Nous nous sommes efforcé, dans cette étude de la thérapeutique de la syphilis, de montrer pourquoi les traitements classiques sont impuissants, et comment on peut facilement venir à bout d'un mal qui semble n'être redoutable qu'en raison des abus et de l'incohérence même de ces médications.

Nous avons le ferme espoir que, malgré tous les obstacles, plus ou moins intéressés, qu'on ne manquera pas de susciter, la vérité finira par se faire jour et s'imposer, même aux esprits les plus prévenus.

# CURE PROMPTE ET RADICALE

## DE

# LA SYPHILIS

---

## CHAPITRE Iᵉʳ

Peut-on, lorsqu'il existe un chancre induré, accompagné ou non de l'engorgement de la pléiade ganglionnaire voisine, enrayer la marche du mal, guérir radicalement l'infection syphilitique commençante ?

La syphilis confirmée elle-même est-elle guérissable ?

Il suffit de parcourir les derniers travaux publiés sur la matière, pour constater que les résultats obtenus jusqu'à ce jour sont, en somme, assez peu satisfaisants, et l'extension de la syphilis est regardée, à bon droit, comme une calamité sociale.

Si nous écoutons un mercurialiste convaincu, comme le Prof. Fournier, il nous dira : « Il faut vous représenter la syphilis comme une maladie de longue durée, *permanente ;...* on peut la retrouver (dans l'organisme) après 10, 20, 30, 40 et même 50 ans... Quelques auteurs parlent de syphilis doubles, c'est-à-dire de vérole prise sur vérole. Pour ma part je ne l'ai jamais rencontrée et je dis que la syphilis ne se double pas.

« Elle peut se loger partout : la peau est constamment prise et de toutes façons ;... toutes les muqueuses peuvent aussi être atteintes ;... partout sur le tissu cellulaire peuvent se produire des gommes ;... l'appareil locomoteur entier peut être lésé... Savez-vous même la cause de presque tous les anévrysmes ? la syphilis ! Quant au système nerveux il est pris à tout instant et dans toute son étendue... Et ce n'est pas tout : la syphilis peut faire incursion dans le foie, les poumons... En un mot elle peut aller partout, partout !

«... Et on peut mourir de la vérole de plusieurs façon : par rétrécissement du pharynx, du rectum, par exemple ; on peut mourir par lésion hépatique, de la moelle, ou même du cerveau, à la façon d'un paralytique.

«... Quel est le pronostic de la syphilis héréditaire ? Je réponds : lamentable, affreux, atroce, abominable, et ces adjectifs ne sont nullement exagérés.

« La syphilis est la seule maladie qui ait non pas un, mais deux spécifiques merveilleux, le mercure et l'iodure de potassium ; mais, malgré ces deux spécifiques, la syphilis est une maladie toujours grave, quadruplement grave : pour le malade, pour sa descendance, pour sa famille, (mort, misère, divorce,) pour la société et la patrie, car la mortalité infantile est le plus grand facteur de la dépopulation. Mon ami le Prof. Pinard, effrayé du nombre d'avortements de syphilitiques, a dit que la vérole est plus terrible qu'un chien enragé, car grâce à Pasteur on guérit de la rage aujourd'hui, tandis qu'on ne guérit jamais de la syphilis. »

Et la parasyphilis : tabès, paralysie générale, etc., voilà ce qui fait que le pronostic de la syphilis est si grave, et d'autant plus grave qu'on est complètement désarmé contre ces deux affections.

« Que dirai-je des affections tertiaires ? mes chiffres sont d'une éloquence effrayante... [1] »

Les anti-mercurialistes arrivent à des conclusions en somme bien plus consolantes : « La syphilis, a écrit jadis A. Després [2], est la moins grave entre toutes les intoxications par les poisons animaux : la syphilis normale n'entraîne jamais la mort des malades. Plus la

1. Prof. Fournier, Leçon de l'année 1897-1898. (Sem. méd. 1898.)
2. A. Després, Trait. de la syphilis, Paris 1873, in-8°, p. 379 et 290.

syphilis est rapprochée du moment où commence l'âge adulte, plus le sujet est jeune et fort, plus les syphilis sont normales et moins elles sont graves. » Quant à la durée du mal, elle ne dépasserait guère trois ans, après lesquels, dans l'immense majorité des cas, les malades n'auraient pas à redouter même d'accidents tertiaires.

Les syphilis que l'on a appelées malignes d'emblée, ont-elles un pronostic beaucoup plus grave? Bien que caractérisées par une profonde débilitation de l'organisme, et une éruption en forme de tubercules ou de gommes, accompagnée de fièvre et avec tendance parfois à l'ulcération ou à la résolution, elles ne seraient, pour A. Després, guère plus graves que les autres. Elles sont l'indice d'une intoxication à la fois plus forte et plus rapide, et, lorsque le syphilitique qui en est atteint n'a aucune autre cause de maladies chroniques, la guérison est d'autant plus prompte et plus assurée que la première poussée des manifestations cutanées aura été plus générale.

Les mercurialistes modérés, qui commencent à donner du mercure seulement après l'apparition des accidents secondaires, et en déconseillent l'usage en dehors des manifestations attribuables au mal, arrivent sensiblement aux mêmes conclusions. Cependant pour Hutchinson[1] et d'autres auteurs anglais, qui ont pour habitude d'administrer le mercure à très petites doses, homœopatiques même, dirais-je volontiers, la durée de la période contagieuse de la syphilis ne dépasserait pas une année, et atteindrait rarement deux ans, sauf chez la femme.

Le traitement d'une maladie que les uns regardent en elle-même et en dehors de toute complication extrinsèque, si bénigne, les autres, si redoutable, que sera-t-il et combien de temps durera-t-il ?

Pour les classiques tels que le Prof. Fournier, un « traitement digne d'être qualifié de *suffisant*, est celui 1° qui a pour base l'administration de ces deux grands remèdes qu'avec juste raison on appelle communément

---

1. Hutchinson, *Durée de la période contagieuse de la syphilis*, in C.R. du IIIe Congr. de Dermat.

les *spécifiques de la vérole,* à savoir le mercure et l'iodure de potassium ; 2° qui a pour base l'administration
de ces deux remèdes *à doses véritablement actives et
curatives,* très différentes des doses insuffisantes, timi-
des, indifférentes, presque inertes même, dirai-je, auxquelles on se contente, par routine traditionnelle, de
les prescrire le plus souvent ;... 4° qui, dans ces conditions, (méthode dite des traitements successifs ou
intermittents), est poursuivi avec rigueur pendant *plusieurs années* consécutives, au minimum pendant *trois
à quatre ans...* Pour ma part, j'ai la conviction qu'en
aucun cas la durée d'un traitement anti-syphilitique
ne peut être abaissée au-dessous de 3 à 4 ans, à
quelque forme de la maladie que l'on ait affaire et si
bénigne même que se soit annoncée la diathèse origi-
nairement...

« Trois à quatre ans, méthodiquement consacrés à
une médication *énergique,* tel est le minimum nécessaire, je ne dirai pas à guérir la vérole (car je ne sais
pas si l'on guérit la vérole), mais à conjurer ses manifestations pour le présent et l'avenir. Encore est-il
prudent que, au-delà de ce terme, le malade se sou-
mette à de nouvelles cures de façon à tenir constamment
la diathèse en bride, si je puis ainsi parler, et à conserver le terrain conquis [1]. »

Les partisans des nouvelles méthodes estiment de
leur côté qu'un traitement bien compris ne saurait être
d'une durée inférieure à 3 ans et quelques-uns même,
comme les Drs Le Pileur et Barthélemy, médecins
à l'infirmerie de Saint-Lazare, vont jusqu'à affirmer
comme nécessaire un traitement (injections d'huile
grise et iodure potassique) de 5 et 7 ans. Et encore,
y a-t-il de nombreuses contr'indications aux différents
modes du traitement improprement appelé intensif.

Si les partisans à outrance du mercure sont pour
un traitement d'une telle durée, les tenants de la
méthode dite opportuniste et surtout les anti-mercurialistes, estiment qu'en général il ne faut pas aussi
longtemps pour venir à bout de la syphilis : et ils se

---

1. Prof. FOURNIER, *Syphilis et mariage,* p. 213-215, 2° édit., in-8°,
1890.

contentent d'aider la nature, dans la tendance spontanée à la guérison qu'elle sait imprimer à la maladie, les premiers, par des doses modérées de mercure administrées avec le concours, simultané ou ultérieur, de l'iodure de potassium ; les anti-mercurialistes, estimant que la perturbation apportée par le mercure à la marche du mal, qui s'en trouve souvent aggravé, surtout lorsque le remède est administré précocement, n'ont pas une ligne de conduite uniforme. Les différents traitements qu'ils ont préconisés se ressentent de leurs idées particulières sur l'évolution et la nature de la syphilis, et le mode d'action, vrai ou erroné, de certaines substances thérapeutiques. Le seul point sur lequel l'accord s'est fait entre eux, et leur manière de voir a été d'ailleurs adoptée par tous les mercurialistes, c'est que les syphilitiques doivent être soumis à un régime reconstituant. Quant aux substances médicamenteuses qu'ils ont prônées, iodure de potassium (Després, Zeissl), toniques en général (Diday), bichromate de potasse (Dolbeau, et actuellement Güntz), préparations d'or ou d'antimoine, nous aurons occasion d'en parler dans le cours de ce travail.

On voit quelles sont les divergences profondes qui séparent les médecins, non seulement sur le traitement à opposer à la syphilis, mais encore sur la marche et le pronostic du mal. Je vais m'efforcer d'en approfondir les causes ; mais avant d'aborder les débats nombreux et souvent passionnés auxquels, depuis quatre siècles, a donné lieu l'usage du mercure, je vais rapporter une observation qui prouvera, mieux que tous les raisonnements, qu'une médication des plus simples peut parfois venir à bout de syphilis invétérées, contre lesquelles on aura vainement institué les traitements classiques les plus rigoureux. Je la dois à l'obligeance du Dr de Mahis (de Cérilly, Allier) qui, le premier, a bien voulu expérimenter le mode de traitement que je fis connaître en 1894.

X., âgé de 42 ans, est un syphilitique de vieille date. Depuis l'âge de 21 ans qu'il a eu un chancre induré, il a toujours remarqué chaque année, sur différentes parties de son corps, des manifestations qui lui rappelaient l'infection primitive. Il avoue en toute franchise ne s'être jamais décidé à suivre un traitement de quelque durée (protoiodure et frictions au début, puis iodure de potassium) que lorsque les symptômes qu'il éprouvait devenaient trop sérieux ou apparents. Il vient me trouver dans les premiers jours de mars 1896 et me raconte toute son histoire en clinicien bien entendu : chancre à 21 ans, puis roséole, syphilides cutanées sous toutes les formes connues, maculeuses, papuleuses, pustuleuses, plaques muqueuses ; il a perdu ses cheveux, plusieurs ongles, a eu des adénopathies multiples, des douleurs osseuses, de l'iritis. Il s'est marié il y a quatorze ans ; sa femme a eu d'abord une fausse couche, et, dans la suite, un enfant dont la santé et l'aspect sont loin d'être brillants. En ce moment (mars 1896), il se plaint de maux de tête atroces, à paroxysme nocturne, et présente à la partie postérieure des avant-bras, dans le dos, et sur la face des syphilides tuberculeuses sèches typiques. Il a ces éruptions depuis un an environ, et, chose à noter, elles ont résisté à de fortes doses quotidiennes (6 à 12 gr.) d'iodure de potassium, administrées depuis un mois, concurremment avec des frictions d'onguent mercuriel.

Je lui fais l'ordonnance suivante : prendre tous les matins à jeun dans un peu d'eau sucrée *trois gouttes de teinture d'iode récente* et une grande cuillerée de la solution :

Iodure de sodium cristallisé. . . . . . . .     20 gr.
Eau distillée. . . . . . . . . . . . . .     300 gr.

Prescription à suivre les vingt premiers jours de chaque mois, avec repos les dix derniers. En outre je lui fais prendre tous les huit jours un bain de sublimé, à la dose de 20 grammes par bain, et il en a pris pendant deux mois seulement, soit huit en tout.

Actuellement (juillet 1896), le malade se porte très bien : les maux de tête ont rapidement disparu ; plus de syphilides tuberculeuses, peau absolument indemne, état général des plus satisfaisants. Il continuera néanmoins le traitement interne pendant quelques mois encore.

Ce malade, revu à différentes reprises, n'a jamais plus eu la moindre manifestation syphilitique ; il a cru devoir, de son propre mouvement, prendre depuis la fin du premier traitement, de la teinture d'iode à la dose de trois gouttes pendant deux ou trois mois, dans les années 1897 et 1898 [1].

---

1. Obs. lue au XII⁰ Congrès international de Médecine, tenu à Moscou en 1897. (C.-R., vol. IV, II⁰ partie, p. 429.)

Voilà donc une syphilis traitée en dernier lieu par de fortes doses d'iodure unies aux frictions, et jadis par le mercure, n'en présentant pas moins des manifestations chaque année, guérie enfin et définitivement, semble-t-il, par un traitement en apparence bien anodin ! Si dans une foule de cas on n'obtient pas de meilleurs résultats, la faute en est uniquement aux médications actuellement mises en œuvre : pas plus aujourd'hui qu'il y a cent ans on n'a su se mettre d'accord sur le mode le plus convenable de traitement, ni sur la meilleure préparation, mercurielle ou autre, à employer, et l'anarchie continue de régner dans la thérapeutique de la syphilis.

On sait à quelles discussions passionnées a donné lieu le mercure depuis qu'il est entré dans la thérapeutique. Il faut bien l'avouer, si son usage paraît mieux réglementé de nos jours, on en a fait, depuis le xv⁵ siècle jusqu'au commencement du dernier, les applications les plus désordonnées, souvent même les plus meurtrières, et ce dernier qualificatif n'a rien d'exagéré.

Pour ne mentionner que les fumigations et les frictions, elles furent d'abord faites avec une certaine prudence ; dès la fin du xi⁵ siècle, Constantin l'Africain avait signalé les dangers de la respiration des vapeurs mercurielles, et il ne semble pas que, jusqu'à l'apparition de la grande épidémie qui assaillit l'armée française au retour de la prise de Naples, on ait abusé du médicament autrement qu'en l'appliquant à toutes les affections, parasitaires ou non, de la peau. Mais, à partir de cette époque, il en fut tout autrement : les doses primitives étant poussées à l'excès par les empiriques et même les médecins, on voit le traitement mercuriel déterminer les désordres les plus graves. Ulrich de Hutten, qui y fut soumis plusieurs fois, nous a décrit d'une façon saisissante les souffrances atroces qu'on y endurait : « Après la deuxième friction je tombai dans une langueur extrême. L'onguent opérait avec tant de force que le mal, qui occupait la surface du corps, étant refoulé vers l'estomac, se porta au cerveau, et causa une si abondante salivation que j'eusse perdu toutes les dents, si l'on n'eût eu l'attention de suspendre le remède... Les choses en venaient au point que les malades avaient toutes leurs dents ébranlées. Comme il coulait, de leur bouche tout ulcérée, une bave infecte, et que leur estomac était affaibli, ils ne pouvaient s'accommoder d'aucune sorte de boisson, malgré qu'ils fussent altérés d'une soif ardente. Plusieurs étaient atteints de vertige, quelques-uns de folie [1] ; ils étaient saisis d'un tremblement limité aux mains et aux pieds et se communiquant parfois à tout le corps. J'en ai vu mourir plusieurs au milieu du traitement ; d'autres étaient affectés d'un gonflement de la gorge, d'autres encore d'une difficulté d'uriner. A peine sur cent en trouvait-on un qui recouvrât la santé, et encore n'était-ce qu'après avoir passé par tous ces dangers, ces souffrances et ces maux [2]. » On était persuadé alors qu'avec le flux de la salive s'écoulait la cause pondérable du mal :

> ... Liquefacta mali excrementa videbis
> Assidue sputo immundo fluitare per ora,
> Et largum ante pedes labi mirabere flumen,

dit Frascator, dans son poème sur la Syphilis.

Les fumigations n'occasionnaient pas de moindres ravages : Infinitos occidunt, écrit Jean Vochs, de Cologne, licet aliqui bene fortunati ex his tormentis evadant. Fracastor les proscrit énergiquement, comme très dangereuses. Ben. Victor de même, tout en décrivant les maux qui en résultaient : Suâ vi adstrictoriâ, spirationem tollunt et repentè patientem strangulant; pariter quoque per nares ad cerebrum permeant et organa atque instrumenta facultatis animalis adeo offendunt, ut in multis pereant sensus atque facillime

---

1. D'aucuns, même des antimercurialistes rigoureux comme Després, ont vu une exagération dans le fait de mettre la folie sur le compte de l'administration à trop fortes doses du mercure. Cependant, quoique cette complication ait été signalée comme rare, les témoignages sont unanimes depuis Ulrich de Hutten jusqu'à Devergie. Des cas de manie aiguë ont été d'ailleurs observés dans d'autres intoxications que celle due au mercure, notamment dans l'intoxication saturnine (chez les ouvriers employés à vernir des poteries, Croocke). Reste à savoir si la folie est imputable à une action directe du mercure, du phosphore, ou du plomb, ou bien si ces substances en ont été seulement la cause occasionnelle.

2. ULRICH DE HUTTEN, De morbi gallici curat. per adm. ligni guaiaci, 1519 (dans l'Aphrodisiacus de A. Luisinus).

fiat lapsus in epilepsiam et apoplexim, in tremoremque, et paralysim, ac spasma.

Fernel, comme plus tard Fallope, avait vu mourir, pendant le traitement, des malades que leurs médecins, je devrais plutôt dire leurs bourreaux, faisaient tenir, après les frictions, impitoyablement enfermés dans des étuves chauffées à l'excès. Aussi, n'est-il pas surprenant de le voir au premier rang des anti-mercurialistes de son temps. Son influence fut grande ; elle contribua à faire abandonner les frictions, les fumigations, et même les composés mercuriels. Mais, après sa mort (1558), les frictions furent remises en vogue et continuèrent leurs ravages.

On trouve dans le tome IV du traité des maladies vénériennes d'Astruc, une description de ce traitement. Le malade était d'abord soumis à une saignée de douze onces et, le lendemain, à une purgation ; puis pendant douze à quinze jours il prenait, suivant qu'il était fort ou faible, un ou deux bains d'eau tiède par jour ; après quoi on le saignait et purgeait à nouveau. Durant cette période, le malade s'abstenait de vin et de femmes, et suivait un régime *adoucissant, humectant* et *rafraîchissant.*

Ainsi préparé, ou pour mieux dire affaibli, le malade était dans les conditions voulues pour subir les frictions : on devait provoquer chez lui par ce moyen une salivation abondante, sauf à la gouverner si faire se pouvait, et, plus tard, à remédier aux désordres qu'elle ne manquait pas d'occasionner. Des frictions étaient faites au nombre de trois en trois jours ou en cinq jours, chacune avec 4 gros (16 grammes environ) d'onguent mercuriel, des pieds aux mollets une première fois, puis des mollets aux cuisses, jusqu'au delà des fesses une troisième. Le patient devait se tenir, pendant cette opération, tout nu devant la flamme d'un grand feu. Ceux qui étaient chargés de faire les frictions devaient se chauffer les mains jusqu'à ce qu'elles fussent rouges. Après chaque friction, le patient passait une ou deux heures dans un lit bien chaud.

Les signes par lesquels s'annonçait la salivation étaient de deux ordres : les signes éloignés, consistant en nausées, lourdeur de tête et fréquence du pouls ;

les signes proches étaient la tuméfaction douloureuse des glandes parotides et maxillaires, la sensibilité des dents. Là salivation confirmée se reconnaissait à la rougeur des gencives, de la langue, à la mauvaise odeur de l'haleine, à l'abondance de la salive, signes qui s'accentuaient parfois jusqu'à la gangrène de la bouche. La quantité de salive émise guidait toujours le traitement : « On peut fixer, disait Astruc, le flux de bouche convenablement établi depuis trois jusqu'à six livres de bave », et il devait en être ainsi pendant quinze, dix-huit, vingt ou vingt-cinq jours.

On vient de voir quels désordres un tel traitement entraînait ordinairement du côté de la bouche ; fréquemment aussi il survenait de la diarrhée que l'on considérait comme une voie ouverte au virus entraîné par le mercure.

Trop souvent la mort survenait à un terme plus ou moins éloigné, parfois même pendant la durée du traitement. A preuve l'histoire, racontée par Astruc avec une parfaite sérénité d'âme, des six auvergnats qui, largement frictionnés puis enfermés sous clef dans la salle dite des *baveurs,* furent trouvés morts lorsqu'on vint se rendre compte de l'effet des frictions.

On ne sera donc pas surpris d'entendre Girtanner raconter qu'il avait vu, en trois mois de séjour à Paris, trois cents vénériens saliver à Bicêtre sans obtenir une guérison plus prompte, ni plus sûre, et que plusieurs succombèrent au traitement[1].

« J'ai vu plus d'une fois, dit encore Swediaur, médecin qui vivait à la fin du XVIIIe siècle, des malades que la salivation a tués en épuisant leurs forces sans qu'on ait pu la diminuer ou l'arrêter par quelque remède que ce pût être. D'autres, qui n'y succombaient pas, demeuraient languissants pendant des mois et des années entières par l'effet de cette salivation et j'en ai vu mourir plusieurs d'une phthysie occasionnée par un pareil traitement... [2] »

La méthode des frictions à outrance, fortement

---

1 GIRTANNER, *Abhandlung ueber die venerische Krankheiten.* Götting., 1788-9, 3 vol. in-8°.

2. SWEDIAUR, *Traité complet sur les effets, la nature et le traitement des maladies syphilitiques*; trad., t. II, p 227 (éd. de 1798).

ébranlée par les écrits que je viens de citer, et d'autres encore, ne devait être abandonnée que vers 1830, du moins dans ce qu'elle avait d'excessif.

Devergie, dans sa *Clinique de la maladie syphilitique* (Paris, 1826-1833, 2 vol. in-f°), nous a tracé un tableau effrayant de tous les accidents qui, encore au début du XIXᵉ siècle, étaient la conséquence du traitement mercuriel tel qu'on l'entendait alors : cacochymie, ulcérations de la langue, de la bouche, du pharynx, nécrose des os maxillaires, diarrhée, tremblement, délire, manie ; et la mort venait souvent mettre un terme à un tel supplice. Il nous a laissé aussi une description du service des vénériens au Val-de-Grâce : dans les salles dites au noir étaient placés, dès leur entrée à l'hôpital, tous les soldats atteints de chancres, de douleurs ostéocopes, de pustules primitives ou consécutives, d'ulcères de l'arrière-bouche, etc., et de tous autres symptômes *réputés* syphilitiques. Là, affublés de suite d'une chemise grossière, dégoûtante par sa couleur noire et une odeur des plus repoussantes, quoiqu'elle vînt d'être blanchie, les malheureux vénériens étaient condamnés, par surcroît de dégoût, à coucher dans des draps noirs qui exhalaient une odeur insupportable, et à se servir de couvertures et de capotes de laine également empreintes de vapeurs mercurielles. Les frictions étaient faites tous les deux jours, et alternaient avec l'administration interne de pilules de sublimé ou autres. On en faisait vingt-cinq, trente et même quarante, sur les jambes et les cuisses, suivant la gravité des lésions. Les bains qu'on faisait prendre aux malades étaient défectueux, non savonneux, si bien que ces derniers en sortaient aussi sales et noirs qu'en entrant. Les guéris passaient dans les salles dites au blanc, pour y absorber chaque jour deux pilules mercurielles et force tisanes sudorifiques, avec, en plus, presque toujours, de l'opium et du calomel. Et l'on retournait *au noir*, si les accidents reparaissaient ou résistaient [1].

Un tel traitement, loin d'être infaillible, engendrait une foule d'affections, qu'aggravaient encore des condi-

---

1. DEVERGIE, *Op. cit.* T. I, p. 132 note. — La salle au noir disparut ou fut supprimée en 1825.

tions hygiéniques très défectueuses, telles que l'entassement des malades dans une salle trop petite. On observait force érythêmes, une irritation plus ou moins vive des voies digestives, de la gangrène du scrotum, etc., etc. Mais les complications les plus communes étaient les aphtes et autres ulcérations de la cavité buccale et surtout la salivation : c'est au point qu'en un mois on avait prescrit 1498 gargarismes pour 150 à 180 malades. En fin de compte, beaucoup sortaient de là avec une santé pour longtemps ébranlée, et la mort même n'était que trop souvent la conséquence du traitement, dans les cinq ou six hôpitaux de Paris où il se pratiquait journellement.

Croirait-on que, durant une période de plus de trois cents ans, cette désastreuse méthode de la salivation fut constamment suivie, et que la vue des maux incalculables qu'elle produisait, fut impuissante à détromper les praticiens prévenus qui la mettaient en œuvre, et parmi lesquels on voit figurer, au premier rang, des hommes d'un grand mérite ! Et, quand on songe qu'un tel traitement était appliqué, non seulement à la syphilis, mais encore à la blennorrhagie et à une foule de lésions qui n'avaient rien de syphilitique, souvent même rien été de vénérien, l'esprit demeure confondu[1]. N'allait-on pas jusqu'à mettre sur le compte de la syphilis, la stomatite, la chute des dents, et d'autres affections manifestement provoquées par le mercure ?

Après la mort de Fernel, ceux qui s'élevèrent contre ces pratiques abusives ne furent pas bien nombreux, ou bien leur autorité ne sut pas s'imposer comme celle de l'illustre maître. En 1683 paraît un travail de Dav. Abercromby, où l'auteur anglais démontre que nombre de syphilis peuvent guérir sans mercure, et combat vivement la méthode de la salivation qui, dit-il, ne devrait jamais être appliquée. En 1709, un autre Anglais, Sintelaer, accuse le mercure d'être plus dangereux que la syphilis elle-même. Ludolff, en Allemagne (1747), va plus loin encore, et attribue au mercure les

---

1. Parmi les affections inscrites encore au commencement du XIXᵉ siècle sous la rubrique syphilis, par des auteurs très recommandables, tels que Bertin, je citerai l'ophtalmie des nouveau-nés.

plus redoutables accidents de la syphilis. D'autres, comme Hales (1764) et Swediaur, se contentèrent de combattre l'abus des frictions. Bientôt la blennorrhagie allait être distraite du cadre de la syphilis et échapper désormais à la thérapeutique mercurielle, grâce à la doctrine du non identisme, pressentie par Balfour et Tode, et expérimentalement établie par B. Bell (1793)[1]. Mais c'est surtout au commencement du XIXᵉ siècle que l'antimercurialisme fit de grands progrès, grâce aux observations et aux travaux de Fergusson, chirurgien en chef de l'armée Portugaise (1813), de Guthrie, Thomson, Th. Rose et Hennen, en Angleterre et en Ecosse (1816 et 1817)[2]. L'on conviendra sans peine qu'il avait sa raison d'être. Toute une école antimercurialiste prit également naissance en Allemagne, et, il faut le dire, quelques-uns de ses représentants, comme Hermann par exemple, dans leur haine du mercure, tombèrent dans de grandes exagérations[3]. Depuis la mort de Diday et Després, on peut dire qu'en France il n'y a plus d'antimercurialistes, de quelque renom du moins. Mais, en dépit du Dr Hallopeau qui, dans sa thèse sur le mercure, parodiant une exclamation célèbre, avait écrit : l'antimercurialisme se meurt, l'antimercurialisme est mort ! il en reste encore des représentants en Angleterre et en Allemagne, et il en restera sans doute, adversaires justes ou exagérés du mercure, tant que ce dernier, sous certaines formes du moins, continuera à figurer dans la thérapeutique de la syphi-

---

1. B. BELL, *On gonorrhœa virulenta and lues venerea ;* Edimb. 1793 (trad. fr. par BOCQUILLON). *Traité de la gonorrhée virulente,* 1802, 2 vol. in-8⁰.

2. Les résultats obtenus sans mercure par ces expérimentateurs sur les lésions réputées syphilitiques de leur temps, se trouvent consignés dans un mémoire du docteur KRÜGER (de Holzminden). Cf. *Journal comp. du Dict. des sc. méd.,* t. XIV, p. 107 et 208.
Le cadre de la syphilis était tellement étendu à cette époque qu'un auteur, ne saisissant pas les liens qui pouvaient unir entre elles tant d'affections si disparates, a pu écrire une brochure « sur la non existence de la maladie vénérienne » (1811), tandis que quelques années plus tard, en 1816, Jourdan s'efforçait, non sans succès, de faire ressortir le ridicule de la plupart des dogmes dont se composait la fameuse maladie.

3. Hermann eut d'assez nombreux précurseurs parmi lesquels on peut citer, pour le XIXᵉ siècle, Kessler, auteur d'un traité sur l'infection mercurielle et surtout L. Dietrich, qui composa un ouvrage intitulé : *De la maladie mercurielle et de ses diverses formes. (Die Mercurialkrankheit in allen ihren Formen dargestelt,* etc., Leipzig, 1837, 8⁰).

lis ; et cela d'autant mieux que le remède, de l'aveu de
ses adeptes les plus fervents [1], est loin d'être parfait.
Le Dr Proksch [2], soutenait tout récemment, ce qui
d'ailleurs est vrai pour nombre de cas, qu'un traitement
purement topique et diététique, une bonne hygiène et
un régime reconstituant, sont suffisants pour combattre
et guérir la syphilis.

C'est ce qu'avait bien établi Diday dans son *Histoire
naturelle de la syphilis* : il a traité sans mercure et
suivi, pendant cinq ans en moyenne, dix-huit malades
qui ont vu leurs accidents guérir seuls, après deux à
quatre poussées au plus. Ces observations, mises en
regard d'autres relatives à des malades traités par le
mercure, eurent une signification que personne ne
méconnut, Diday démontra aussi avec force observations comment entre les mains des spécialistes les plus
en vue ou les plus habiles, le mercure était impuissant
à guérir des syphilides tenaces avant un très long
temps, comment le mercure, administré pendant des
années, n'avait point empêché les récidives du mal.
C'est lui qui le premier a bien précisé les faits, car il
n'a pris d'exemples que chez les malades atteints de
syphilis constitutionnelle, tandis que ses devanciers
avaient étudié les effets du mercure sur les chancres
de nature diverse et même la blennorrhagie, en même
temps que sur des syphilides.

Plus tard encore Diday devait établir, avec exemples
à l'appui, que le mercure administré dès la période du
chancre n'atténuait en rien la marche des accidents, et
ne mettait point les syphilitiques à l'abri des manifestations tertiaires. Il avait en effet traité, en 1872, qua-

---

1. Voici ce que disait M. Mauriac, dans une de ses leçons cliniques de
1893 : « Y a-t-il dans la thérapeutique générale, et, en particulier dans la
thérapeutique de la syphilis, des spécifiques au sens le plus complet, le
plus absolu du mot, doués de toutes les propriétés qui en feraient l'idéal
du médicament ? Y en a t-il un seul qui ne soit passible d'aucune objection
sérieuse ? — L'histoire nous force de répondre que, malheureusement, il
n'en existe pas. Est-ce que toutes les controverses au sujet du mercure,
depuis quatre siècles, n'en sont pas une preuve irréfutable ? Et pourtant, si
un remède mérite la qualification de spécifique, c'est bien celui-là. Mais
ce n'est qu'un spécifique incomplet, aléatoire, qui ne tue pas du coup la
maladie et qui atteint plus ses effets que sa cause. Nous ne le démontrerons
que trop, ultérieurement. »

2. PROKSCH. *Betrachtungen über die neueste und ältere Behandlung. der
Syphilis*, 1896 (Extr.)

rante neuf sujets sans mercure, et soixante-quatorze avec ce médicament, *dès le chancre*. Après les avoir suivis le plus loin qu'il lui a été possible, il donna, dans une communication au Congrès de médecine de Berlin, en 1890, le résultat de cette expérience. « Aux sujets mercurialisés j'ai continué de donner le mercure à bonnes doses jusqu'aux accidents secondaires, et pendant cette période ; pour les autres, je m'abstins pendant l'incubation de ces accidents et pendant ces accidents (sauf quelques cas spéciaux). Après sept mois, il n'y avait pas grande différence entre les deux catégories ; l'incubation secondaire durait six jours de plus chez les sujets mercurialisés, mais en revanche, le nombre des accidents graves dès cette période avait été plus considérable chez les mercurialisés. J'ai pu suivre pendant dix ans les deux tiers de ces malades. En somme, quant à l'intensité de la maladie et au degré de gravité des récidives apparues après une mercurialisation hâtive, prolongée et soutenue par comparaison avec les sujets chez qui le mercure, omis au début, avait été donné ultérieurement d'une façon exceptionnelle, temporaire, parcimonieuse, il n'y a aucune différence. » Telle est donc la réalité des faits ; et les seules objections que l'on ait trouvé à faire à Diday, c'est, pour les observations qu'il citait à l'encontre du mercure, dans l'histoire naturelle de la syphilis, que le médicament avait été mal administré dans les cas où il n'avait pas réussi ; quant à la série relative aux sujets traités dès le chancre, avec ou sans mercure, on a objecté *sérieusement* que Diday avait pu tomber sur une série heureuse ! Seulement les contradicteurs n'ont pas cherché à tomber, eux, sur une série malheureuse, pour confondre les assertions du syphiligraphe lyonnais. Peut-être craignaient-ils de n'avoir pas le dernier mot.

Lors des discussions qui eurent lieu à la Société de chirurgie de Paris, en 1867, sur le traitement mercuriel de la syphilis, on produisit la statistique intégrale de l'hôpital de Lourcine : elle paraissait montrer que le mercure ne guérissait, ni plus vite, ni mieux, les accidents de la syphilis, que le simple traitement tonique général (bon régime, fer et quinquina, bains excitants) et un traitement local rigoureux, tels qu'ils avaient été inaugurés par A. Després. Il fut également prouvé par la statistique des faits que le mercure était inutile pour empêcher les avortements et la procréation d'enfants syphilitiques. Després, s'appuyant sur les observations mêmes des partisans du mercure, montrait qu'après les traitements mercuriels les plus prolongés, la syphilis pouvait reparaître plus ou moins grave. Parmi les livres publiés jusqu'alors, en effet, il n'en était pas un où l'on ne trouvât des observations destinées à prouver l'efficacité d'un quelconque des remèdes mercuriels dans les accidents tardifs de la syphilis, qui ne démontrait qu'un ou plusieurs traitements mercuriels antérieurs avaient été prolongés en vain, si c'était pour empêcher la production des accidents tertiaires. Ce serait la même chose aujourd'hui.

En résumé, les mercurialistes avaient trop compté sur leur médicament favori, et les antimercurialistes sur les efforts de la « nature médicatrice ». Ces derniers en étaient réduits à laisser évoluer les manifestations du mal sans pouvoir guère les atténuer ou les modifier favorablement, du moins dans leur première poussée ; les autres, en administrant le mercure, même d'une façon abusive, arrivaient à les faire disparaître assez rapidement, bien qu'en fin de compte, les résultats lointains de ce mode de traitement fussent moins bons. Mais il importait à la masse des clients de dissimuler les marques extérieures d'un mal qui pouvait les exposer à la honte ou à la dérision, et cela seul suffirait à expliquer la faveur dont jouirent si longtemps les frictions mercurielles poussées jusqu'à provoquer une salivation excessive.

La lutte n'a pas été cependant stérile, et elle a eu deux grands résultats : d'abord l'administration du mercure à plus faibles doses, puis l'adjonction à la médication mercurielle d'un régime reconstituant, et d'une hygiène bien entendue.

Il ne faudrait pourtant pas inférer de là que, dans les doses actuelles de mercure, ou les modes d'administration de ce médicament, il n'y ait rien à reprendre, ni que les traitements des antimercurialistes soient exempts d'abus, quant à l'emploi de leurs remèdes favoris.

S'agit-il d'innocenter le mercure de certains méfaits qu'on lui attribue, on dit aussitôt que ce médicament ne saurait produire de désordres, pourvu qu'il soit employé à *doses modérées*. S'agit-il d'en préconiser d'une façon générale l'usage contre la syphilis, fi des doses modérées : une *médication énergique, intensive*, peut seule arriver à combattre convenablement le mal. Et les écrits de certains auteurs fourmillent de semblables contradictions. D'ailleurs, la tendance commune des syphiligraphes de toutes les écoles a été et est encore de prescrire, en présence d'accidents tenaces ou graves, les mercuriaux, les iodures, ou tous autres médicaments tenus pour antisyphilitiques, à doses très élevées. A entendre même un professeur bien connu, on croirait volontiers que tout le mercure des mines d'Almaden ne serait pas de trop pour venir à bout de certaines syphilis.

C'est, à mon humble avis, une grosse erreur thérapeutique. On fait souvent disparaître ainsi les accidents secondaires, mais c'est en substituant à l'infection virulente une infection médicamenteuse (si je puis m'exprimer ainsi) dont les effets sont ordinairement bien plus désagréables que ceux du mal lui-même ; autrement dit le patient ne cesse d'être malade de sa syphilis, que pour le devenir du remède.

Que de fois n'a-t-on pas vu les accidents diminuer d'intensité ou disparaître à l'apparition d'un accident mercuriel tel que la stomatite ou la salivation[1] ? Le Prof. Fournier l'a fort bien dit : « Le mercure ne fait du bien que parce qu'il peut faire du mal, » et très souvent ce mal se produit parce qu'on se croit obligé d'exagérer ou de prolonger les doses.

Voilà un côté attaquable du mercure, à l'heure actuelle, mais ce n'est pas le seul ; outre que les résultats de son emploi, ainsi que nous le verrons au chapitre du traitement, sont, au fond, bien aléatoires, il en est deux

---

1. Parfois aussi, il est vrai, un traitement hydrargyrique intensif, loin de faire disparaître les accidents, a paru les aggraver, tandis qu'une médication modérée ou faible les atténuait très sensiblement. Cela est surtout vrai pour les syphilis à manifestations graves d'emblée.

autres dont je ne parlerai que très brièvement : le traitement précoce, dès le chancre, et la méthode des injections de produits mercuriels insolubles.

J'ai déjà mentionné le premier à propos des expériences de Diday, qui paraissent condamner formellement l'institution d'un traitement mercuriel précoce. Assurément il est des cas — pas trop rares, heureusement — où l'administration interne du protoiodure ou de tout autre composé mercuriel, avant l'éclosion des accidents cutanés, n'a pas donné de mauvais résultats. Mais dans combien d'autres la syphilis ne présente-t-elle pas des manifestations bien autrement graves qu'une simple poussée éruptive plus ou moins généralisée ? Au congrès international de médecine tenu à Moscou (1897), le Dr Watrazewsky (de Varsovie) [1] faisait observer que les 70 o/o des cas de syphilis maligne s'observent chez les sujets traités précocement, et alors on se trouve désarmé, car l'administration du mercure n'est plus possible de quelque temps. Il ajoutait que, dans les périodes de latence, le mercure ne sert qu'à barrer la route par laquelle s'élimine l'agent morbide, et que les cures trop longtemps prolongées sont un grand danger, car elles préparent et favorisent les lésions médullaires ou cérébrales. Fort heureusement, chez les gens menant une vie active, vivant au grand air, ou suivant les prescriptions d'une hygiène bien comprise, de tels accidents seront infiniment moins à redouter, la syphilis ne tardant pas à reprendre ses droits et sa voie ordinaire. Mais le Dr Watrazewsky n'en a pas moins raison de proscrire le traitement mercuriel de la syphilis dès le chancre. Que l'on parcoure en effet certains travaux, non pas ceux qui servent d'apologie au traitement précoce, mais ceux qui sont consacrés à la syphilis maligne, à la syphilis dite cérébrale ou médullaire, à l'éclosion prématurée d'accidents tertiaires [2] : on n'y trouvera que fort peu

---

1. *Quand doit commencer le traitement de la syph. par le mercure ?* (C.-R., t. IV, IIe partie, p. 140.)

2. Je ne citerai point de statistiques qui, pour la plupart, se ressentent d'idées préconçues à soutenir, et me contenterai de renvoyer le lecteur à certains travaux où nombre d'observations instructives ont été accumulées, notamment ceux de MAURIAC, *Syphilis nerveuse précoce* (Paris, 1879) ; BAUDOUIN (Th. de Paris, 1889) : *Contrib. à l'ét. des syphilis graves pré-*

d'observations où il ne soit pas question d'un traitement mercuriel institué avant l'apparition des accidents
secondaires. De plus, chez presque tous les tabétiques
et les cérébraux de par la syphilis, l'action du mercure,
administré prématurément, est bien réelle au point de
vue des manifestations du côté de la peau ou des
muqueuses, puisque les observations concernant ces
sujets ne mentionnent chez eux, le plus souvent, que
peu de manifestations, bénignes et de courte durée,
parfois même aucune.

Que dire enfin de la méthode qui consiste à injecter
dans le tissu de certains muscles une quantité plus ou
moins grande d'un produit mercuriel insoluble ? Le
Dr Gaucher la qualifiait naguère d'hérésie thérapeutique. Assurément, c'est la méthode mercurielle qui
paraît donner les meilleurs résultats : nulle autre n'est
susceptible de produire, avec une aussi grande rapidité,
des effets curateurs ou modificateurs, sur des lésions
tenaces, ou certaines ulcérations tertiaires. Mais outre
qu'elle échoue souvent, même si c'est le calomel qui est
en jeu, elle a de grands inconvénients qui devraient la
faire rejeter comme méthode courante de traitement de
la syphilis. Et elle a occasionné des morts[1] assez nombreuses pour qu'on ne se croie autorisé à l'employer,

---

coces; GILBERT et LION, *Syphilis médullaire précoce* (Arch. gén. de Méd.
1889) ; G. MOINET, *Etude sur la myelite syphilit. précoce* (Th. de Lyon
1890) ; LE TELLIER (Th. de Paris, 1897) ; CARPENTIER (Th. de Lille, 1900),
etc., pour ne citer que des auteurs récents Je reviendrai d'ailleurs là-dessus dans le chapitre consacré au traitement de la syphilis.

1. Quatorze cas de mort par injections de produits mercuriels insolubles
ont été relevés par le Dr Maurange dans le n° 31 de la Gazette hebdom.
de Méd. de 1897. Cette liste est loin d'être complète. Quelques-uns des sujets
sont morts après seulement deux injections de dix à vingt centigr. Les
manifestations qui ont entraîné la mort sont assez variées, mais l'entéro-
colite et la néphrite dominent. L'étude de Liagre sur les *Injections de sels
mercuriels insolubles*, (Th. de Montpellier 1897) en signale un certain
nombre d'autres, dont deux observés à l'hôpital d'Alger. Parfois la mort
peut ne survenir que quelques mois après les injections. Le Dr Gaucher
signalait un cas de ce genre à la Société médicale des Hôpitaux le 17 novembre 1899. Quant aux cas d'hydrargyrisme plus ou moins intense résultant de la méthode, ils ne se comptent plus, tellement ils sont devenus
fréquents. On peut lire à ce sujet nombre d'articles qui, depuis quelque
temps, ont paru dans les périodiques de médecine, sur les inconvénients
des injections de produits mercuriels insolubles. Nous citerons notamment :
GROUVEN, Ueber Nebenwirkungen etc. (Arch. f. Derm. u Syphil. XLII,
3) ; — KLOTZ, sur les embolies pulm. consécutives aux inj. insol. (ibid.
XLIII) ; — HARNACK et KÜSTERMANN, Rech. anat. path. sur l'intox. con-

à titre exceptionnel, qu'avec la plus grande circonspection. Je dirai même qu'un mode de traitement susceptible de donner la mort, ne fût-ce qu'une fois sur mille, à un sujet atteint d'une maladie qui ne met pas, le plus souvent, ses jours en danger, devrait être rigoureusement banni d'une saine thérapeutique.

Peut-être est-ce la dose qu'il faut incriminer. Un jour, par suite d'une erreur du pharmacien qui avait préparé la mixture calomélique à injecter, le Dr Morel-Lavallée croyant injecter cinq centigrammes de substance active n'en injecta en réalité que cinq milligrammes. L'ulcération contre laquelle était faite l'injection n'en prit pas moins le lendemain un bien meilleur aspect. Il semblait assez logique, puisque le résultat était si satisfaisant, de continuer la même dose. Mais telle était la force du préjugé, que le Dr Morel-Lavallée crut devoir, l'erreur reconnue, faire des injections de dix centigrammes.

Quelle est donc la dose véritablement thérapeutique pour le mercure et les composés mercuriels ; et n'est-il pas de traitement qui permette, avec ou sans son concours, de résultats curatifs rapides ? C'est ce que je me propose d'examiner dans les chapitres qui vont suivre.

séc. aux inj. mercurielles. (Fortsch. des Med., 1 et 15 aug. 1898). — LE-DERMANN, sur un cas d'intoxic. grave à la suite d'inj. d'huile grise (Berl. klin. Wochensch., 7 et 14 nov. 1898), RENAUT, embolies capillaires à la suite d'une injection de calomel, travail où nombre de cas semblables sont passés en revue (Presse méd., 1899, p. 361), etc., etc.

# CHAPITRE II

L'histoire thérapeutique du mercure pourrait se
résumer en trois mots : empirisme, préjugé, abus. Abus,
on vient de le voir au chapitre précédent. Qant à la
règle qui préside à l'emploi du mercure, il n'en est
d'autre que l'empirisme le plus pur. Au fond, tous les
raisonnements par lesquels on cherche à rendre compte
de l'action du remède, se réduisent à celui-ci : il guérit; et l'on se sert aujourd'hui des mêmes raisons qu'au
XVIᵉ siècle. Hunter ayant écrit, il y a plus de cent ans,
que toutes les préparations mercurielles agissaient de
même, par suite de leur transformation dans l'organisme, en un composé unique, ses contemporains
n'avaient aucun scrupule de varier le composé à administrer. Les progrès de la chimie, en enrichissant la
thérapeutique de nouveaux produits, ont contribué
à varier encore davantage les modes de prescription
du mercure. Pas plus aujourd'hui qu'au temps de
Hunter, ni au moment des grandes discussions qui
eurent lieu à la Société de chirurgie de 1867 à 1870,
l'accord n'a pu se faire, ni sur la meilleure préparation
mercurielle, ni sur le moment où il convient de la

donner. On ne voit dans les travaux qui se publient que contradictions et confusion. Les nouveaux procédés par injections ont singulièrement accru la variété des préparations, et les injections de composés insolubles sont toujours vivement discutées. Chaque spécialiste a non seulement son composé favori, mais encore tient à honneur d'avoir une formule personnelle[1]. Les diverses préparations du mercure ont été successivement portées aux nues, comme les panacées du grand siècle : mais, disent certains syphiligraphes, toutes ces préparations ont, en somme, la même valeur, car le mercure est toujours le mercure ; les procédés d'administration ne diffèrent que par leur puissance plus ou moins grande à le faire pénétrer dans l'intimité de nos tissus, et ne produisent que ce que peut produire le mercure, rien de plus. Ne voit-on pas des expérimentateurs pourtant renommés, comme les Drs Blarez et Letulle, comparer, à des points de vue différents de démonstration, le premier, les effets de 0 gr. 01 de sublimé, avec ceux que produisit 1 gr. 50 de calomel ; le second, les effets respectifs des vapeurs du mercure métallique et de celles du nitrate hydrargyrique acide ? Un phénomène surprenant, unique peut-être dans l'histoire de la thérapeutique, c'est que le mercure ait résisté à toutes les théories médicales qui se sont succédé depuis quatre siècles.

Je vais tâcher d'apporter un peu de lumière dans le chaos de la thérapeutique mercurielle. Loin de moi la pensée de faire un traité complet des applications thérapeutiques du mercure. Mon rôle, plus modeste, se bornera à montrer l'action propre du métal (sous ses formes fluide et élastique), et celle de ses différents composés, leur influence sur la richesse globulaire du

---

1. Ce que nous voyons en France se passe également ailleurs : pour ne parler que de l'Allemagne, le Dr Raymond, dans ses *Notes sur le traitement de la syphilis*, en a rapporté l'impression suivante : « En résumé je n'ai pas vu dans ces préparations des avantages tels qu'on doive les préférer au sublimé, au protoiodure, etc. Chaque inventeur préconise sa méthode, insistant sur ses avantages, plein d'indulgence pour ses inconvénients, la jugeant supérieure à celle de ses devanciers. Toute préparation nouvelle est bien supportée, ne détermine aucune irritation du tube digestif, aucun phénomène d'intolérance ni, à fortiori, d'intoxication. Les désavantages ne se montrent qu'à la longue et en des mains étrangères. » (p. 42.)

sang, l'antisepsie interne ; je m'efforcerai, enfin, d'expliquer en quoi consiste l'action spéciale que le mercure et les mercuriaux paraissent avoir sur la syphilis.

## A. *Mercure métallique.*

Le mercure métallique, absorbé par la voie stomacale, n'a aucune action fâcheuse sur l'organisme, qu'on le donne à dose massive de 200 à 500 grammes, comme on le faisait jadis pour le volvulus, ou bien finement divisé, comme dans la préparation connue d'hydrargyrum cum creta. Dans les mines de mercure, les ouvriers en avalent parfois des quantités considérables, jusqu'à 2 kilos. Ceux que l'on soupçonnait jadis de tels vols, étaient enfermés, à la sortie de la mine, dans une chambre où, après trois heures de détention en moyenne, ils rendaient dans une garde robe tout le mercure absorbé. Le mercure éteint dans la craie n'a qu'un effet purgatif. Mais cette préparation n'est pas du mercure absolument pur : elle renferme une proportion très minime de sous oxyde, qui se forme au simple contact du mercure et de l'air, et que la chaleur dégagée par la trituration, et la division extrême du métal, contribuent à augmenter. Lorsque c'est dans la gomme ou la graisse qu'on éteint le mercure, l'oxyde se transforme secondairement en sels dont les acides proviennent de la gomme ou de la graisse, quoi qu'en aient pu dire Boullay et d'autres.

Éteint dans la gomme, et chauffé au contact de l'air pendant 6 heures, à 40°, dans de l'eau ordinaire, de l'acide chlorhydrique à 2 o/o, une solution faible de chlorure de sodium, du suc gastrique artificiel, une solution albumineuse, il abandonne à tous ces liquides du sel mercuriel en quantité notable.

Non éteint, il n'est pas transformé par le suc gastrique à la température ordinaire ; il l'est au contraire par la digestion artificielle. Mais que cette expérience soit faite à l'abri de l'air et de la lumière, il n'y aura pas de transformation, même à 40°.

Le mercure, administré à l'intérieur par doses massives, à l'état de division extrême, agit à la façon du calomel ; de même à doses fractionnées. Mais il faut avoir soin de n'employer alors, pour être à peu près certain que le mercure métallique est seul à intervenir, que la préparation cum creta ; car le mercure éteint dans la gomme ou dans la graisse, outre l'oxydation, subit une transformation saline d'autant plus accentuée, du moins dans certaines limites, que la préparation est plus ancienne.

Quel est le mode d'action des frictions mercurielles ? Les uns veulent que le mercure pénètre par la peau ; les autres estiment que l'onguent n'agit, à moins de lésions tégumentaires, que par les vapeurs qu'il émet. Ces derniers ont raison. Le cadre de ce travail ne me permet pas de passer en revue les expériences faites à ce sujet, avec des résultats contradictoires, par Autenrieth, Overbeck, Œsterlen (1843), Eberhard et Landerer (1847), Hasselt (1849), Bärensprung (1850), Hoffmann (1854), Donders (1856), Voit (1857), etc., etc. Je me contenterai de renvoyer à l'étude de Fürbringer[1], qui a nettement montré les causes d'erreurs dont les recherches de ses prédécesseurs étaient entachées, et aux expériences de Merget[2].

La conclusion qu'on pourrait en tirer serait que, dans le traitement de la syphilis par les frictions, le mercure ne peut traverser la peau, *ni par voie de cheminement à travers les tissus, ni par voie de diffusion gazeuse.* Cette deuxième négation peut être contestable en dépit de l'expérience de Fürbringer, qui n'a agi que sur un point limité de la peau. Une expérience qui consisterait à placer le corps d'un animal dans un milieu rempli de vapeurs mercurielles à plus ou moins forte tension, la tête émergeant au dehors pour respirer de l'air qui ne contiendrait absolument pas de ces mêmes vapeurs, serait sans doute d'une réalisation difficile ; mais seule elle permettrait de résoudre le problème, et, tant qu'elle n'aura pas été faite, le doute subsistera. Réussirait-elle d'ailleurs, qu'on ne saurait en tirer aucune conséquence pratique, car elle suppose des conditions dans lesquelles le corps humain ne se trouve

1. Fürbringer, Exper. Unters. über die Resorpt... des reg. Quecks. der gr. Salbe (Virch. Arch., Bd. 82, H. III, p. 491-507).
2. Merget, *Mercure*, Paris, 1894. g. in-8°, p. 203.

jamais placé. Elle ne pourrait donc être qu'une curiosité scientifique comme l'expérience bien connue de Bichat, et d'autres encore, démontrant la perméabilité de la peau à certains gaz, mais dans des conditions tout à fait spéciales impossibles à réaliser pour une cure thérapeutique.

On a pensé que le mercure serait susceptible de pénétrer dans l'organisme, non plus en tant que métal, mais sous forme de composés solubles dus à l'action des corps gras de l'onguent ou des produits des sécrétions cutanées. Mais il est un fait d'expérience journalière qui va à l'encontre de cette hypothèse : c'est que, pour obtenir des frictions leur maximum d'effet thérapeutique, l'onguent doit être de récente préparation, ne contenir par conséquent que du mercure, de la graisse, et seule la portion d'oxyde que donne la manipulation. Les expériences de Merget[1], faites avec toute la rigueur voulue, viennent confirmer l'impossibilité à la peau saine de se laisser traverser par les produits secondaires de l'onguent mercuriel, et même par l'onguent préparé avec de la lanoline, dont on a vanté à tort la plus grande facilité d'absorption. Quant à l'expérience de Rémond[2], souvent citée, elle ne prouve rien en faveur de l'absorption cutanée : le sujet soumis au régime des frictions mercurielles quotidiennes sur des points différents de chaque membre, n'était pas soustrait aux émanations qui se dégageaient de l'onguent durant le temps que se faisait la friction, c'est-à-dire au moment où l'onguent en émet le plus, et à la tension la plus élevée ; d'autre part, les parties frictionnées la veille et les jours précédents, n'étant plus soumises à l'occlusion, émettaient d'une façon continue des vapeurs qui, absorbées sous cette forme par le sujet, suffisaient pour induire en erreur. Une partie quelconque de la peau, soumise à une friction faite jusqu'à siccité, puis dégraissée à l'éther et lavée au savon, continue longtemps à dégager des vapeurs. Il est facile de le constater au moyen du papier sensible préconisé par Merget. Des bandes de ce papier appli-

1. Merget, *Op. cit*, p. 213 à 215.
2. Rémond, Ann. de Derm. et Syphil, 1888, p. 158.

quées quotidiennement ou à quelques jours de distance, sur les parties frottées, en ayant soin d'interposer quelques doubles de papier non collé pour les préserver de l'action des sécrétions cutanées, montrent, en se colorant, que l'émission des vapeurs se prolonge non seulement pendant quelques jours, mais peut durer des mois.

Témoin encore ce fait qu'a rapporté Colson *(Revue méd., 1828)* : « A l'époque où les troupes françaises occupaient l'Autriche, un jeune homme, chargé d'une mission extraordinaire, partit en poste de Paris pour Vienne, emportant dans une ceinture autour de lui, une assez forte somme en or. Arrivé à Vienne, ce jeune homme fut très étonné de trouver ces pièces d'or blanchies : leur couleur était altérée à tel point que, dès lors, il s'imagina avoir été trompé à la trésorerie, et qu'il accusa les employés de lui avoir livré des pièces d'argent au lieu de pièces d'or. L'étonnement que produisait cette aventure cessa par un léger scandale : l'on découvrit qu'avant de partir pour Vienne, le jeune homme avait suivi un traitement mercuriel d'assez longue durée, et alors tout s'expliqua. »

Dans l'organisme, le mercure, en tant que métal, ne semble pas troubler les fonctions générales de nutrition. Les accidents auxquels il peut donner lieu, ne sont dus qu'à une obstruction toute mécanique. On connaît la célèbre expérience de Claude Bernard : ce savant, ayant perforé le fémur d'un chien, remplit la cavité médullaire de l'os avec du mercure métallique ; le trou de l'os fut obturé avec de la cire, et la plaie se cicatrisa rapidement. L'animal fut sacrifié au bout de trois mois, sans avoir présenté jusque-là le moindre trouble de santé. Quant au mercure, les deux tiers avaient disparu de l'os et furent en partie retrouvés enkystés dans une foule de petits tubercules miliaires à la surface du poumon, sous forme de globules visibles à la loupe ou à l'œil nu, à la section des kystes. Chez un autre chien auquel on avait injecté une petite quantité de mercure métallique dans la veine jugulaire, ce mercure ayant été divisé à l'infini par le mouvement de la circulation, on en trouva au 25ᵉ jour. sous la membrane péricardique, des gouttelettes déjà environnées d'une enveloppe kystique en voie de formation.

Une fois, le Dr Augagneur (de Lyon) [1], ayant injecté coup sur coup 6 grammes, puis 4, de mercure dans la fesse d'un malade, il se produisait à chaque choc plus ou moins violent sur cette région, une stomatite ulcéreuse, accident qui n'est pas à proprement parler dû à une intoxication comme nous le verrons en parlant de l'élimination du mercure, mais à une obstruction toute mécanique. Lorsque le nodus fut extirpé au bistouri, on vit qu'il était formé de mercure renfermé dans une coque encapsulante.

Dans toutes les expériences où l'on a noté des accidents divers occasionnés par le mercure métallique, ce dernier n'avait agi que comme corps étranger, et a été éliminé par des voies diverses en plus ou moins grande quantité, notamment par les fèces, sous forme d'une multitude de petites gouttelettes. Il serait facile de citer nombre d'exemples où l'on voit le mercure métallique être conservé dans l'organisme sans danger pour la santé ; mais j'y reviendrai en traitant de l'action des vapeurs mercurielles et de l'élimination du mercure.

Il existe nombre de préparations dans lesquelles il entre du mercure métallique à l'état d'extrême division, telles que les pilules bleues, les pilules mercurielles savonneuses de Sédillot, le mercure gommeux de Plenck, les pilules de Belloste, la poudre grise *(hydrargyrum cum creta)*, les unes employées exclusivement à titre de purgatif ou de laxatif, surtout en Angleterre, les autres servant à double fin : laxatives à doses fortes, antisyphilitiques à doses faibles, mais continues.

Partant de ce principe que, dans la syphilis, le mercure agit par lui-même, ou plutôt par les vapeurs qu'il émet dans l'organisme, une fois absorbée, le Dr Anuschat a préconisé naguère des pilules à base d'onguent mercuriel à la lanoline. Pour cet auteur les pilules d'onguent mercuriel seraient l'idéal du traitement antisyphilitique.

---

1. *Stomatite mercurielle tardive à la suite d'un traumatisme.* (Lyon médical, 1890, t. 63, p. 455.)

Mais dans toutes ces préparations, il n'y a pas que du mercure pur : la manipulation en a transformé une partie en sous-oxyde, puis à la longue il se forme, sous l'influence des véhicules employés, des sels plus ou moins complexes, dont l'action est infiniment supérieure à celle du mercure lui-même. L'action du mercure, simple action de présence, mais pouvant être la cause de désordres parfois graves, est peu marquée au point de vue thérapeutique. Les pilules d'onguent gris n'ont pas donné, à quelques praticiens, d'aussi bons résultats que le prétendait le Dr Anuschat[1]. D'ailleurs, ce mode d'administration n'est pas une nouveauté : bien avant, le Dr Terras (de Genève) l'avait préconisé dans le traitement de la syphilis, et, à part le véhicule du mercure qui est du saindoux au lieu de lanoline, la formule est identique[2].

Nous venons de voir que, dans les frictions, où le mercure métallique joue le rôle actif, ce médicament n'est pas absorbé par la peau, ni comme métal, ni comme composé en dérivant. La seule voie possible d'absorption est la voie pulmonaire : ce mode d'absorption est tellement banal, et d'une observation si courante dans certaines industries, sans parler d'accidents plus ou moins célèbres comme celui du Triumph, que je crois inutile d'insister autrement sur les preuves qu'on en a données. L'absorption pourra-t-elle se faire à la fois sous forme de vapeurs, et aussi sous forme de globules infiniment petits dus à la condensation des vapeurs ? L'absorption par le poumon de gouttelettes de mercure n'a rien qui choque ce que l'on sait de cet organe. Si l'on y trouve parfois, incrustées à une plus ou moins grande profondeur, des particules irréductibles par l'organisme de charbon ou de métal, à plus forte raison absorbera-t-il des gouttelettes que leur souplesse et leur malléabilité, à défaut de leur transformation en composés solubles, rendra plus aptes à être entraînées par le torrent circulatoire. Mais, en tout cas,

1. Dr Geza Varga, *Traitement de la syphilis par l'onguent gris en pilules.* (V. Pester med. chir. Presse, 1899, n° 35.)
2. Terras, *Méthode nouvelle et facile d'admin. le mercure dans le trait. de la Syphilis.* (Journ. de Médec., chir. et pharm., nouv. série, t. V, an XI, p. 319.)

leur action sera insignifiante au point de vue thérapeutique et les troubles qu'elle pourraient'apporter à l'organisme ne seraient point à proprement parler le fait
d'une intoxication.

## B. *Vapeurs mercurielles.*

C'est au Dr Merget que revient l'honneur d'avoir
nettement élucidé l'action des vapeurs mercurielles
sur l'organisme, et par ses travaux personnels, et par
ceux dont il a été l'inspirateur. J'y ferai de nombreux
emprunts, sauf à y renvoyer le lecteur qui voudrait être
plus amplement renseigné.

Lé mercure a la propriété d'émettre des vapeurs, et
la diffusion de ces vapeurs est un phénomène continu,
qui n'est pas interrompu, ainsi que des expériences
l'ont prouvé, par la solidification du métal, qui se fait à
une température pourtant basse ($- 39° 5$), ni même à
celle de $- 44°$. Ces vapeurs, dit Merget, contrairement aux conclusions de Faraday, ont un pouvoir diffusif considérable, dont la valeur numérique, sans être
exactement mesurable, semble cependant ne pas trop
s'écarter de l'ordre de grandeur que lui assignent,
*a priori,* les déductions de la théorie dynamique des
gaz.

Les vapeurs mercurielles sont aussi diffusibles dans
les liquides, et le mercure que contient par exemple
l'eau mercurielle préparée à froid, y est en nature et
non point à l'état de solution saline, et il y suit, en tant
que fluide élastique, la loi de Dalton, c'est-à-dire que
cette dissolution se fait sans dégagement sensible de
chaleur.

L'action nocive des vapeurs mercurielles a été fréquemment notée depuis que le mercure est employé
dans la thérapeutique ou dans certaines professions.
Ce n'est cependant que dans la seconde moitié de ce
siècle qu'on a commencé à l'étudier expérimentalement,
et c'est en Allemagne que Bärensprung, Eulenberg et
Kirchgasser ont fait les premières recherches. Il faut
dire que ces expériences, un peu trop empiriquement
conduites, n'ont pas la rigueur scientifique voulue, et
on ne saurait en tirer aucune conclusion indiscutable

ou pratique. Tantôt on a opéré avec des vapeurs émises à une haute température, par ébullition du mercure ; tantôt on s'est servi pour les expériences, de substances où les vapeurs mercurielles ne sont pas seules à agir, et susceptibles de se détériorer, comme l'onguent gris. Le rancissement des corps gras, en effet, qui s'accroît avec la chaleur, dans certaines limites, consiste en la formation d'un peu d'acroléine et d'une série d'acides tels que les acides acrylique, acétique, propionique, formique et butyrique, tous corps plus ou moins volatils et qui, se mêlant à l'air de la respiration, sont susceptibles, dans des atmosphères restreintes, d'entraîner par leur action irritante la mort d'animaux de petite taille[1], sans parler des sels mercuriels gras qui ont pu se former dans l'onguent et sont également volatils.

Aussi Merget avait-il institué une série d'expériences conçues de façon à éviter toutes les causes d'erreurs, et à ne faire entrer en jeu que des vapeurs mercurielles émises à une température inférieure à celle des animaux servant aux expériences. Il se servait comme sources de vapeurs de plaques de cuivre amalgamées, et de toiles mercurielles (préparées en baignant successivement des pièces de toile dans une solution de nitrate acide de mercure et dans de l'eau fortement ammoniacale) en faisant toutefois observer que, si les toiles avaient un pouvoir diffusif supérieur aux plaques, elles risqueraient, si elles étaient mal préparées, de laisser échapper, par l'usage, dans l'atmosphère des cages, des poussières fines de métal.

Les expériences ont porté sur des chiens, des lapins, des cobayes, des rats et des oiseaux, enfermés dans des cages ou boîtes, aux parois latérales garnies intérieurement de toiles mercurisées ou de plaques amalgamées, et construites en planches mal jointes, de façon que l'air extérieur pût y pénétrer facilement. Des animaux *témoins* étaient placés dans des cages identiques pour servir de termes de comparaison. Les cages ont été toujours placées dans une grande pièce bien close, aux murs épais, de façon à éviter des variations par

---

1. CLOEZ, *Du rancissement des matières grasses dans des atmosphères limitées.* (Bull. de la Soc. chimique de Paris, 1867.)

trop sensibles de température. De cette façon les animaux étaient contraints de respirer les vapeurs mercurielles émises par les plaques, sinon à saturation, à
cause de la pénétration facile de l'air extérieur, du
moins à un degré très voisin. L'ensemble des expériences de Merget se trouve consigné dans les tableaux
suivants, que j'emprunte à son travail (p. 91 et 92)[1].

1. Dans ces tableaux, la lettre T signifie que l'expérience a été faite
avec des toiles mercurisées ; Pl. indique, au contraire, celles qui ont été
faites avec des plaques de cuivre amalgamées.

## PREMIÈRE SÉRIE. — CHIENS
### Dimensions des niches :

Chiens de grande taille... 0<sup>m</sup>60, 0<sup>m</sup>60, 0<sup>m</sup>60.
Chiens de petite taille.... 0 35, 0 38, 0 40.

| EXPÉRIENCES | DATE DE LA Mise en expérience | DATE DE LA MORT | POIDS A LA 1<sup>re</sup> DATE | POIDS A LA 2<sup>e</sup> DATE | TEMPÉRATURE |
|---|---|---|---|---|---|
| 1. — T... | 11 août 1883 | 23 août 1883 | 2$^k$711 | 2$^k$203 | 24° |
| 2. — Pl... | 11 août 1883 | 29 août 1883 | 2 715 | 2 177 | |
| 3. — T... | 8 sept. 1883 | 2 oct. 1883 | 6 200 | 4 504 | 22° |
| Témoin.. | .............. | .............. | 8 004 | 8 508 | |
| 4. — T... | 2 oct. 1883 | 5 mars 1884 | 8 508 | 4 503 | de 22° à 11° |

## DEUXIÈME SÉRIE. — LAPINS
### Dimensions des niches : 0<sup>m</sup>35, 0<sup>m</sup>40, 0<sup>m</sup>55

| EXPÉRIENCES | DATE DE LA Mise en expérience | DATE DE LA MORT | POIDS A LA 1<sup>re</sup> DATE | POIDS A LA 2<sup>e</sup> DATE | TEMPÉRATURE |
|---|---|---|---|---|---|
| 5. — T... | 30 juil. 1882 | 6 août 1882 | 1$^k$913 | 1$^k$600 | 22° |
| 6. — Pl.. | 30 juil. 1882 | 10 août 1882 | 1 904 | 1 543 | |
| Témoin.. | .............. | .............. | » | » | |
| 7. — T... | 18 sept.1882 | 28 sep. 1882 | 2 320 | 1 810 | 18° |
| 8. — Pl.. | 18 sept.1882 | 1<sup>er</sup> oct. 1882 | 2 345 | 1 792 | |
| Témoin.. | .............. | .............. | 2 120 | 2 625 | |
| 9. — T.. | 17 déc. 1882 | 8 janv. 1883 | 2 004 | 1 448 | 9° |
| 10. — Pl. | 17 déc. 1882 | 21 jan. 1883 | 2 115 | 1 382 | |
| Témoin.. | .............. | .............. | 2 190 | 2 340 | |
| 11. — T.. | 27 mars 1883 | 7 avril 1883 | 1 877 | 1 532 | 11° |
| 12. — Pl. | 27 mars 1883 | 12 avril 1883 | 1 862 | 1 475 | |
| Témoin.. | .............. | .............. | 1 645 | 1 877 | |
| 13. — T.. | 23 juil. 1884 | 27 juil. 1884 | 2 616 | 2 205 | 21° |
| 14. — Pl. | 23 juil. 1884 | 31 juil. 1884 | 2 487 | 2 108 | |
| 15. — T.. | 20 juil. 1885 | 6 août 1885 | 2 516 | 2 105 | 24° |
| 16. — T.. | 24 sept.1885 | 1<sup>er</sup> oct. 1885 | 2 120 | 1 609 | 19° |
| 17. — T.. | 13 mars 1886 | 2 avril 1886 | 1 720 | 1 507 | 12° |
| 18. — T.. | 8 nov. 1886 | 23 nov. 1886 | 1 768 | 1 476 | 9° |
| 19. — T.. | 17 déc. 1886 | 21 jan. 1887 | 2 015 | 1 553 | 8° |
| 20. — T.. | 17 sept.1887 | 30 sep. 1887 | 3 140 | 2 449 | 18° |

## TROISIÈME SÉRIE
### COBAYES, RATS ET UN JEUNE CHAT
*Dimensions des niches :* o^m 30, o^m 25, o^m 25.

| EXPÉRIENCES | DATE DE LA Mise en expérience | DATE DE LA MORT | POIDS A LA 1^re DATE | POIDS A LA 2^e DATE | TEMPÉRATURE |
|---|---|---|---|---|---|
| **COBAYES** | | | | | |
| 21. — T. | 12 sept. 1883 | 14 sept. 1883 | o^k895 | o^k733 | |
| 22. — P. | 12 sept. 1883 | 16 sept. 1883 | o 890 | o 711 | 22° |
| Témoin.. | .......... | ......... | o 796 | o 854 | |
| 23. — T. | 8 nov. 1883 | 13 nov. 1883 | o 620 | o 443 | 8° |
| 24. — P.. | 8 nov. 1883 | 15 nov. 1883 | o 673 | o 428 | |
| 25. — T. | 24 sept. 1884 | 27 sept. 1884 | o 653 | o 549 | 20° |
| 26. — T. | 7 déc. 1884 | 18 déc. 1884 | o 610 | o 512 | 8° |
| 27. — T. | 2 déc. 1885 | 16 déc. 1885 | o 630 | o 425 | |
| 28. — T. | 2 déc. 1885 | 3 déc. 1885 | o 260 | o 240 | 7° |
| 29. — T. | 30 oct. 1886 | 21 nov. 1886 | o 482 | o 365 | 10° |
| 30. — T. | 21 nov. 1886 | 5 déc. 1886 | o 620 | o 425 | 8° |
| **RATS** | | | | | |
| 31. — T. | 23 avril 1883 | 25 avril 1883 | o 244 | o 217 | 12° |
| 32. — T. | 21 sept. 1883 | 22 sept. 1883 | o 108 | o 088 | 19° |
| **CHAT** | | | | | |
| 33. — T. | 12 sept. 1883 | 14 sept. 1883 | o 595 | o 533 | 20° |

## QUATRIÈME SÉRIE. — OISEAUX
*Dimensions des cages :*
Pour les pinsons et les verdiers   o^m 30, o^m 25, o^m 25.
Pour les pigeons ............. o 35, o 40, o 45.

| EXPÉRIENCES | DATE DE LA Mise en expérience | DATE DE LA MORT | POIDS A LA 1^re DATE | POIDS A LA 2^e DATE | TEMPÉRATURE |
|---|---|---|---|---|---|
| **VERDIERS ET PINSONS** | | | | | |
| 34. — T. | 14 sept. 1882 | 17 sept. 1882 | o^k023 | o^k019 | 19° |
| 35. — P | 14 sept. 1882 | 18 sept. 1882 | o 018 | o 014 | |
| 36. — T. | 5 mars 1883 | 8 mars 1883 | o 027 | o 022 | 13° |
| 37 — P. | 5 mars 1883 | 12 mars 1883 | o 026 | o 020 | |
| 38. — T. | 17 sept. 1883 | 20 sept. 1883 | o 024 | o 020 | 21° |
| 39. — T. | 8 déc. 1883 | 13 déc. 1883 | o 025 | o 019 | 7° |
| 40. — P. | 8 déc. 1883 | 16 déc. 1883 | o 025 | o 020 | |
| 41. — T. | 10 déc. 1883 | 25 déc. 1883 | o 026 | o 022 | 7° |
| **PIGEONS** | | | | | |
| 42. — T. | 27 juil. 1884 | 2 août 1884 | o 375 | o 256 | 23° |
| 43. — T | 3 août 1884 | 11 août 1884 | o 397 | o 250 | 24" |
| 44. — T. | 14 mars 1885 | 2 avril 1885 | o 324 | o 285 | 13° |

Merget a complété ces expériences par les séries suivantes :

*Cinquième série.* — Deux lapins bien développés, très vigoureux et très sains, ont été soumis, l'un six mois, l'autre une année entière, douze heures chaque jour, aux émanations du mercure, et passaient le reste du temps en liberté. Ils n'ont présenté à aucun degré de signes d'intoxication mercurielle, ont conservé leur vigueur et leur santé primitives, et augmenté de poids, malgré la présence constante, régulièrement constatée, de mercure dans leurs urines et leurs excréments. (Ils ont été soumis plus tard à l'aspiration continue, et sont morts après avoir présenté la série des phénomènes habituels.)

Pour des sujets jeunes, les alternatives de 12 heures d'aspiration de vapeurs mercurielles et d'autant de liberté, n'empêchent point la mort de survenir à une échéance plus ou moins éloignée. Le rapport à établir entre les durées respectives de ces alternatives varie donc avec l'âge, et il augmente rapidement à mesure que l'âge diminue. L'inverse a lieu pour les animaux de grande taille.

*Sixième série.* — Deux lapins et deux pigeons, soumis et soustraits alternativement aux vapeurs, à plusieurs reprises, qui restaient chaque fois en cage jusqu'à l'apparition du tremblement, et en sortaient jusqu'à guérison complète, n'ont point vu leur santé ébranlée par ces perturbations passagères. D'autre part, des lapins placés dans des niches dont une partie seulement des parois latérales avait été recouverte de plaques ou de toiles, de manière à réduire au quart ou au cinquième des expériences ordinaires la surface d'émission, ont pu y rester pendant des mois, sans en être le moins du monde incommodés.

*Septième série.* — Les vapeurs mercurielles, en diffusion dans l'eau, n'ont pas une moindre action sur les animaux aquatiques. Ce fait fut mis jadis en lumière par Gaspard[1] qui, ayant mis des têtards (expérience 30ᵉ)

1. GASPARD, *Mém. physiol. sur le mercure.* Journal de Phys. de Magendie, t. I, p. 186.

dans de l'eau mercurielle par agitation ou par ébullition, les vit mourir en peu d'heures ou de jours. Merget a repris ces expériences sur des cyprins, qu'il a mis séparément dans des cuves en verre, assez vastes, remplies d'eau, et dont les fonds étaient recouverts d'une couche de mercure très pur, de 3 à 4 millimètres d'épaisseur. Des filets tendus à quelques centimètres empêchaient le contact des sujets avec la couche de mercure, de façon que les vapeurs fussent seules à agir. Les résultats ont été les suivants :

| EXPÉRIENCES | DATE DE LA Mise en expérience | DATE DE LA MORT | POIDS A LA 1re DATE | POIDS A LA 2e DATE | TEMPÉRATURE |
|---|---|---|---|---|---|
| 45....... | 13 sept. 1885 | 18 sep. 1885 | 0k035 | 0k030 | 18° |
| 46....... | 13 sept. 1885 | 3 nov. 1885 | 0 068 | 0 061 | 14° |
| 47....... | 28 sept. 1886 | 15 oct. 1886 | 0 036 | 0 030 | 16° |
| 48....... | 28 sept. 1886 | 28 oct. 1886 | 0 039 | 0 036 | 16° |
| 49....... | 28 sept. 1886 | 2 nov. 1886 | 0 045 | 0 041 | 13° |
| 50....... | 28 sept. 1886 | 7 nov. 1886 | 0 047 | 0 043 | 13° |

Il convient de rappeler ici les expériences de Gaspard relatives à l'action des vapeurs mercurielles sur des œufs d'animaux d'espèces différentes[1] :

*Expér. 27e.* — 4° Œufs de poule mis en incubation artificielle dans des vases au fond desquels se trouvait du mercure, mais sans contact avec lui : « Dans six essais les fœtus de dix œufs se sont développés pendant environ deux jours ou un peu plus, mais ont été constamment trouvés morts à cette époque, au moment de la formation du sang, quelquefois déjà apparent. »

6° Des œufs en incubation depuis six jours, exposés aux émanations du mercure, sans contact immédiat, ont péri en vingt-quatre heures.

*Expér. 28e.* — Viande garnie d'œufs de mouches de boucherie, mise sur du mercure, sans contact, dans des

---

1. GASPARD, *Op. cit.*, p. 186-7.

conditions d'humidité et de chaleur (15°) convenables. Pas d'éclosion. Au contraire, d'autres œufs ont évolué normalement sur un morceau de viande placé en même temps dans des conditions identiques, mais non soumis à l'action des vapeurs mercurielles.

*Expér. 29ᵉ.* — Des œufs de grenouille mis dans de l'eau mercurielle, ou surnageant seulement au-dessus d'une couche de mercure, ne s'y sont pas développés. Les œufs témoins, sans mercure, ont évolué.

*Expér. 30ᵉ.* — Des œufs de blatte à moitié développés, placés avec du mercure dans des conditions convenables, sont morts, et le liquide qu'ils renfermaient s'est décomposé. Les œufs témoins ont continué à se développer. — Des œufs de colimaçon, mis dans un trou avec quelques gouttelettes de mercure, n'y ont pris aucun développement; d'autres, mis dans un second trou, sans mercure, ont suivi leur évolution naturelle.

*Discussion des expériences. Résultats des nécropsies et des analyses des organes et des excreta. Conclusions thérapeutiques.* — Le fait essentiel qui ressort de ces expériences, c'est que les vapeurs mercurielles émises à basse température, à une température inférieure à celle du corps humain, et aspirées d'une façon continue, sont mortelles à une échéance plus ou moins rapprochée. Un examen attentif des quatre premiers tableaux montre que, pour des animaux sensiblement de même force et vigueur, la mort est survenue plus rapidement avec les toiles ; ces dernières ont, on le voit, un pouvoir diffusif de beaucoup supérieur à celui des plaques, et elles doivent cette qualité à ce qu'elles renferment le mercure à l'état d'extrême division. L'élévation de la température, qui active le dégagement des vapeurs tout en augmentant leur tension, hâte aussi le dénouement fatal; et, en groupant les faits suivant les saisons extrêmes des expériences, on constate que les animaux d'une même espèce meurent plus promptement dans la saison la plus chaude :

| | ÉTÉ | HIVER |
|---|---|---|
| Lapins . . . . . . . . | mort en 9 jours, | 20 jours. |
| Cobayes . . . . . . . . | — 3 — | 10 — |
| Pinsons et verdiers . . | — 3 — | 6 — |
| Pigeons . . . . . . . . | — 7 — | 9 — |

Il y a, au point de vue de la résistance, des différences individuelles très notables parfois, mais chez les seuls animaux de petite taille ; d'une manière générale, et pour une même espèce, plus l'animal est jeune et moins il est résistant. L'on sait d'ailleurs, par les cas d'intoxication par les émanations mercurielles, que l'on a rapportées, que, toutes les fois que des familles entières ont été empoisonnées, ce sont les enfants qui ont succombé les premiers [1].

L'intoxication par les vapeurs mercurielles émises dans les conditions des expériences rapportées, en laissant de côté certains cas exceptionnels, très rares d'ailleurs, où la mort est survenue presque soudainement, s'est toujours traduite par un ensemble bien défini de phénomènes spéciaux, très caractéristiques, en raison de leur succession régulière, de leur constance et de leur netteté. Je donne ici un résumé des conclusions auxquelles est arrivé le Dr Solles, dans un remarquable travail sur le sujet [2] :

1° Amaigrissement rapide, proportionnel à l'activité de la respiration, qui se produit malgré la persistance de l'appétit, et doit être le résultat de la déperdition plus grande en azote dont la quantité se trouve sensiblement augmentée dans les urines, d'ailleurs plus abondantes.

2° Tremblements se manifestant vers le milieu de la période d'intoxication, convulsions, suivant un rythme

---

1. Un journal de médecine signalait naguère un fait de ce genre : le père d'une famille composée de 11 membres (père, mère et neuf enfants) habitant une chambre unique, s'étant frictionné et ayant frictionné tous les siens avec une pommade contenant 50 grammes de mercure, tous furent pris simultanément de coliques, avec diarrhée, et de stomatite. Les deux plus jeunes enfants succombèrent au bout de quarante-huit heures. Dr Holst, *Et forginingstilfaelde* (Norsk. Mag. f. Laegevidenskaben, sept. 1899).

2. Solles, in Bull de la Soc. d'An. et de Phys. de Bordeaux, 1881, p. 20 et suiv. ; et Journ. de Méd. de Bordeaux, 1880-81, p. 325 et 358 : *Résultats de l'absorption du mercure dans l'organisme.*

irrégulier, de tous les membres, et surtout des membres postérieurs, symptômes d'autant plus prononcés que la mort est plus proche.

3° Paralysie précédée d'ataxie.

4° Nécropsie absolument négative pour tous les organes : l'examen tant microscopique que macroscopique ne révèle rien dans les poumons, le foie, les reins, les intestins, la rate, le cerveau, la moelle et les nerfs, pas même la moindre lésion à laquelle la mort puisse être attribuée. Les globules sanguins conservent leur forme et leur couleur, ne varient pas sensiblement en nombre, et le sang n'est nullement altéré.

Les analyses et observations du Dr Solles ont porté sur des animaux intoxiqués par des plaques amalgamées, c'est-à-dire exclusivement par des vapeurs mercurielles. Avec des toiles mal préparées, surtout si on les plaçait au plafond des niches ou des cages, et de l'onguent mercuriel, on risquerait de faire absorber aux animaux des poussières mercurielles ou des produits secondaires, et par suite de provoquer une inflammation plus ou moins vive des poumons et des intestins, ou bien de la stomatite. Ce qui est arrivé à Kirchgasser dans ses expériences[1].

Il est remarquable que, lorsque les vapeurs sont seules à intervenir, *la mort survient sans qu'il se manifeste la moindre irritation du côté des gencives*, accident pourtant fréquent et indice obligé des moindres intoxications mercurielles. Bien plus, chez le chien de l'exp. 4°, les gencives, fortement phlogosées à la suite des blessures que l'animal s'était faites en essayant d'arracher le grillage en fil de fer qui recouvrait les parois de sa niche, furent retrouvées à l'autopsie parfaitement saines. Il faut aussi dire que les lésions légères que l'on a constatées parfois avec l'emploi des toiles ou de l'onguent, ne se sont produites que sur des animaux de petite taille, cobayes et lapins. Cette immunité de tous les organes a été constatée par Roussel et Elissague, sur les mules employées aux manèges, dans l'enclos des fours, aux mines de mercure d'Almaden, ou à piétiner

1. KIRCHGASSER, *Über die Werk. des Quecks. Dampfe* (Arch. für path. Anat. und Phys. B⁴ XXXII, p. 145.)

les mélanges destinés à l'amalgamation du minerai, dans les mines d'argent de Charcas et de Zacatecas.

Cela explique l'erreur dans laquelle sont tombés Kussmaül et tous les savants qui, après lui, ont étudié le mercurialisme professionnel, en attribuant aux vapeurs mercurielles émises à basse température des accidents, comme la stomatite et la salivation, qui sont, comme on le verra plus loin, dus à l'inhalation de vapeurs à une très forte tension, de poussières fines de mercure et à l'absorption du métal en nature ou sous forme de sels. Ce qui appartient en propre à l'inhalation exclusive des vapeurs émises à basse température, c'est le tremblement suivi d'ataxie et de paralysie, et même la mort, sans la moindre lésion de quelque nature qu'elle soit. Et l'on peut dire, à considérer l'action lente de ces vapeurs sur les mules employées dans les mines, et d'après les tableaux des expériences de Merget, que la force de résistance des animaux aux vapeurs est sensiblement proportionnelle à leur masse.

Par les expériences faites sur les animaux de la 5ᵉ et de la 6ᵉ série, Merget a prouvé expérimentalement que les vapeurs mercurielles cessent d'être toxiques, si elles sont respirées d'une façon continue mais à faible dose, ou bien si elles sont absorbées à saturation, mais par voie de respiration intermittente. En ce dernier cas, les périodes d'inhalation devront être d'autant plus espacées que l'animal est plus petit, ou le sujet plus jeune. Quant aux animaux aquatiques, l'action des vapeurs, pour être plus lente que sur les animaux aériens, n'en est pas moins fatale, que l'eau soit changée tous les jours, ou non : la mort survient avec le même appareil de symptômes, et la même intégrité des organes.

Tous ceux-ci, cependant, renferment du mercure : cela se comprend d'autant mieux que les vapeurs mercurielles, étant diffusibles dans les liquides de l'organisme, notamment dans le sang, sont portées par ce dernier dans la trame intime de tous les tissus. D'ailleurs, l'analyse des viscères des animaux intoxiqués l'a surabondamment prouvé, et, d'après les chiffres obtenus par Merget pour un même poids des différents tissus, le mercure y serait réparti dans les proportions suivantes, approximativement : reins, 6 ; foie, 3 ; poumons, 2 ; cerveau et moelle, 1. Le cœur, les muscles, et surtout les os, n'ont donné à l'analyse que des traces de métal, trop faiblement accusées pour permettre d'en faire une évaluation numérique.

Les excreta des chiens, lapins et cobayes, recueillis quotidiennement, durant le temps des expériences, et traités par l'acide nitrique à chaud, ont toujours donné, à partir du second jour, les réactions caractéristiques du mercure.

Comment expliquer le mécanisme de la mort, en présence de l'intégrité des tissus ? Certains changements survenus dans le fonctionnement des principaux viscères ne suffisent pas à l'expliquer : la respiration est un peu moins lente, l'urine est plus abondante et plus dense, phénomène facilement compréhensible, vu l'amaigrissement si prononcé des sujets d'expérience, et la tachycardie légère, d'intensité variable, mais constante, qui se produit chez eux ; la température est élevée de 0° 5 à 1° ; le sang conserve ses qualités relativement à la composition des globules rouges, à leur nombre et à la capacité respiratoire, plutôt augmentée ; seuls les globules blancs sont assez sensiblement accrus en nombre et cette augmentation semble corroborer le rôle que leur attribuait tout récemment Stassano, dans l'élimination du mercure, et que j'ai pu constater moi-même dans certaines recherches.

Le Dr Solles semble croire que la mort doive être attribuée à l'amaigrissement extrême et à la débilité des sujets intoxiqués. Merget voit dans les vapeurs mercurielles un poison du système nerveux. Mais d'après les constatations faites par ces auteurs sur la marche des accidents, ni l'une ni l'autre de ces hypothèses ne paraissent admissibles. Il n'y en a qu'une seule d'acceptable, vu l'intégrité des organes essentiels à la vie : la cause la mort, c'est *l'arrêt par épuisement, de la fonction du système nerveux.* En effet, dans toutes les intoxications vraies par les sels mercuriels, il y a des lésions des cellules nerveuses (notamment des cellules de la corne antérieure de la moelle), dont l'élément chromatophile est transformé en fines granulations, et peut même disparaître complètement, etc. Rien de semblable chez les animaux ayant servi aux expériences.

D'après les recherches supplémentaires que j'ai faites pour compléter celles de Merget et de Solles, j'ai pu constater aussi, qu'à la période paralytique, les muscles de la vie de relation, seuls atteints, répondent aux excitations électriques. Ce fait avait été signalé par le Prof. Raymond, chez quelques mineurs d'Almaden [1].

L'action des vapeurs mercurielles sur l'homme a été étudiée par nombre d'auteurs ; mais, avant Merget, la distinction entre les effets appartenant en propre aux vapeurs, et ceux dus à l'inhalation ou l'absorption de poussières et de composés mercuriels, pressentie pourtant par plusieurs, n'avait pas été expérimentalement élucidée. Merget, reprenant cette étude d'après les nombreuses observations publiées avant lui, est arrivé à formuler les quatre propositions suivantes auxquelles il n'y a rien à changer :

I. — « Les vapeurs mercurielles saturées, émises à une basse température et respirées d'une manière continue, ont sur l'homme une action toxique, qui se réduit à la production de troubles nerveux, tels que tremblement, convulsions, paralysie. Ces troubles, qui finissent toujours par devenir mortels, n'apparaissent que très tardivement et ils évoluent avec une extrême lenteur.

II. — « Lorsque les vapeurs mercurielles ne sont plus saturées, si elles sont émises en proportions assez faibles au-dessous de la limite supérieure de saturation, elles peuvent cesser d'être toxiques, même lorsqu'il y a continuité dans l'acte respiratoire.

III. — « Elles ne sont pas davantage toxiques, quoique émises à saturation, quand elles sont absorbées par voie de respiration intermittente.

IV. — « Dans le cas de la respiration continue, avec effets toxiques, les troubles nerveux, pourvu qu'on ne les laisse pas arriver à leur troisième période (paralysie et affaissement de l'intelligence), sont dépourvus de tout caractère dangereux, et leur guérison s'obtient, sans traitement, par le seul fait de l'éloignement du mercure [2] ».

1. P. RAYMOND, Les mines d'Almaden (Progrès médical 1884, n° 49).
2. MERGET, Op. cit., p. 117.

Le tremblement, une fois guéri, pourrait-il reparaître, comme l'on voit par exemple quelquefois reparaître les coliques de plomb, après que le malade a cessé de manipuler les préparations saturnines, comme l'on voit également se produire à nouveau de la stomatite, parfois même de la salivation, chez les malades, longtemps après qu'ils ont cessé de prendre des médicaments hydrargyriques ? Guéneau de Mussy[1] disait que l'analogie porterait à admettre la possibilité de ces rechutes. Mais le fait n'a jamais été signalé, et c'est même une hypothèse inadmissible : il faudrait, de toute nécessité, pour provoquer du tremblement mercuriel, la santé demeurant parfaite de par ailleurs, une nouvelle absorption de *vapeurs*. Ce qui est vrai, quoique la chose ait été rarement signalée, c'est qu'une stomatite ou même une salivation ait pu éclater chez des malades qui n'avaient été soumis qu'à des frictions, et fort longtemps après. De même la persistance du tremblement mercuriel n'est pas due au mercure qui peut demeurer dans l'organisme à la suite de l'inhalation des vapeurs : le mal, qui n'est qu'un simple trouble fonctionnel du système nerveux, ne survit à l'agent provocateur que par une sorte d'habitude morbide, et par suite de prédispositions individuelles.

Il semblerait, d'après ce qui vient d'être dit, que les frictions, le médicament n'étant point absorbé par la peau, ne dussent jamais provoquer de bien graves accidents. Et cependant, au témoignage du professeur Fournier, la stomatite est presque inévitable avec des doses d'onguent de 6 grammes par jour : elle apparaît, alors brusquement, et présente une intensité plus grande que la stomatite provoquée par les mercuriaux ingérés. Il y a à cela plusieurs raisons. Les conditions dans lesquelles se sont placés Merget et le Dr. Solles, sont à peu près celles où se trouvent les ouvriers de certaines industries, et les chimistes dans les laboratoires renfermant une ou plusieurs cuves de mercure ; c'est-à-dire que le mercure dégage alors des vapeurs à une température sensiblement inférieure à celle de l'organisme humain, et l'absorption est inter-

---

1. Guéneau de Mussy, Clin. méd., t. I, p. 117.

mittente. Lorsque, chez les ouvriers, éclatent des accidents attribuables au métal, ce sont des tremblements plus ou moins accentués ; encore sont-ils devenus des plus rares, depuis l'installation des appareils ventilateurs imaginés par d'Arcet, perfectionnés depuis, et les précautions hygiéniques de propreté que prennent aujourd'hui les ouvriers. La stomatite est très rare chez les ouvriers atteints de tremblement, et, lorsqu'elle existe, il est facile d'établir que l'ouvrier qui en est atteint, a aspiré des vapeurs émises à haute température ou des poussières mercurielles. Comme ces dernières se produisent presque inévitablement, mais en très petite quantité, on remarque que, sans autre symptôme de stomatite, les ouvriers, atteints ou non de tremblement, ont souvent les gencives festonnées à leur bord libre par un liseré purpurin.

Il en est tout autrement avec les frictions. Pendant tout le temps que durent ces dernières, dans des pièces souvent surchauffées, les vapeurs sont émises à une température supérieure à celle du milieu ambiant et du corps humain, et proportionnelle à la force et à la vitesse avec laquelle est faite l'opération ; il ne serait pas exagéré d'admettre que, si les frictions sont conduites avec toute la vigueur que semblent exiger certains médecins, la chaleur dégagée au contact de la peau du patient et de la main qui frotte, représente parfois plus de 50°. Cette élévation de température étant également susceptible, si l'onguent est rance, de faire dégager des produits volatils âcres et irritants et de favoriser la formation de sels mercuriels gras, volatils aussi, les vapeurs mercurielles métalliques ne seront pas seules à intervenir. D'où un double danger inhérent aux frictions faites dans de telles conditions [1].

J'ai déjà parlé des accidents qui peuvent résulter des émanations des matières grasses rancies : aussi ne reviendrai-je pas sur ce point. Mais le phénomène qui se produit presque invariablement, et sur lequel on ne saurait trop insister, c'est l'augmentation que fait subir l'élévation de la température à la tension des

---

[1]. Voir au I⁰ʳ chap., p. 9, le traitement par les frictions tel que le concevait Astruc.

vapeurs mercurielles ; si, à 15°, elle est de $0^{mm}03$, à 40° elle est de sept fois environ supérieure ; et, comme la chaleur dégagée par les frictions peut être encore plus élevée, le degré de tension s'en trouvera d'autant augmenté. Or, l'absorption par la voie pulmonaire, la seule ouverte aux vapeurs, étant proportionnelle au degré de tension, on voit par là combien grandes pourront être, dans les circonstances de température ambiante convenables, les quantités de mercure absorbées. Si la température de l'air ambiant est sensiblement plus faible, il se fera nécessairement une condensation plus ou moins accentuée de vapeurs qui pénétreront dans les voies respiratoires sous forme d'une multitude de gouttelettes d'une extrême ténuité ; une portion plus ou moins importante de ces gouttelettes, le fait a été maintes fois constaté, s'attachera à la surface de la muqueuse de la bouche et de celle du nez. Ultérieurement ces gouttelettes, par leur accumulation dans l'appareil pulmonaire, seront susceptibles, ainsi que plusieurs expériences l'ont démontré, de provoquer une irritation, parfois très vive, de cet organe. Quant aux gouttelettes retenues à la partie supérieure des voies digestives, elles pourront être ingérées, partiellement tout au moins ; mais, en tout cas, elles ne joueront point le rôle que Merget leur attribuait dans la formation de la stomatite.

Les vapeurs mercurielles, pénétrant dans l'organisme sous une forte tension, et continuant à y accéder, sans pouvoir être éliminées au-delà d'une certaine limite [1], se condenseront à un moment donné, et passeront à l'état liquide. Ce fait est surabondamment prouvé par l'accumulation du mercure liquide dans l'organisme, à la suite des traitements par les frictions. Mais un dépla-

---

1. Le D$^r$ Rémond, ayant tenu une femme renfermée pendant plus de trois semaines dans un cabinet de 50$^{mc}$ de volume, tandis que des plaques d'hydrargyrum cum creta y émettaient d'une façon continue des vapeurs mercurielles à la température de 15° environ, observa que, les sept premiers jours, l'élimination urinaire du mercure fut graduellement ascendante ; les jours suivants, du 8$^e$ au 22$^e$, l'élimination resta sensiblement stationnaire, et oscilla entre 7 et 8$^{mgr}$ 864. Le lendemain de la sortie du cabinet, la malade élimina 6$^{mgr}$ de mercure (*Ann. de Derm. et Syph.*, 1888, p. 158). Le Prof. Linden, en 1893, avait noté qu'après un traitement par les frictions, le mercure, dans les urines, persiste quatre semaines au moins après ce traitement.

cement de l'équilibre entre deux états différents de la matière, n'est pas sans entraîner un certain nombre de phénomènes d'ordre physique, qui ont été mis en lumière par plusieurs savants, Berthelot, Bunsen, Van t'Hoff, Le Châtelier, et dont le principal « est un abaissement de température vers celui des deux systèmes dont la formation développe de la chaleur[1]. » Le mercure ne fait pas exception à cette loi générale ; aussi est-on fondé à admettre que le passage de l'état de vapeur à celui de liquide, donnera lieu à un dégagement considérable de calories. Ce phénomène pourra provoquer une réaction générale de l'organisme, qui, jointe à l'excitation propre des vapeurs mercurielles sur le système nerveux, sera tout le secret de l'effet incontestable des frictions sur les accidents syphilitiques. C'est sans doute à une tension considérable des vapeurs mercurielles que les anciens traitements par les frictions, en outre des conditions hygiéniques si défectueuses dans lesquelles se trouvaient les malades, devaient leur haut degré de nocivité. Si l'on peut en juger par certaines preuves rétrospectives, il entrait par les frictions des quantités de métal, prodigieuses en raison surtout de la forme sous laquelle il était absorbé.

Le Prof. Pick (de Würzburg), au rapport de Haindorf, avait, par simple distillation, extrait du mercure de cerveaux de malades soumis au traitement par l'onguent gris. On cite le cas d'une femme qui, étant morte de fièvre puerpérale traitée par les frictions, avait les ganglions mésentériques gorgés de mercure ; le métal s'en échappait par gouttelettes, à la seule section du scalpel[2]. Devergie, dans sa Clinique[3], rapporte un fait également très curieux : lorsque, en 1827, on fit des fouilles dans la rue Mouffetard, sur l'emplacement d'une ancienne chapelle, pour construire une caserne de gendarmerie, on trouva le cercueil d'une dame de haute qualité, morte en 1716, à 45 ans. Le cercueil ayant été ouvert, on trouva effectivement un squelette

1. Van t'Hoff, Études de dynamique chimique p. 161.
2. Arch. de Médecine, 1827.
3 Devergie, t. I, p. 171.

de femme, bien conservé, avec tous ses cheveux et des débris de tissus raccornis et desséchés. Sur la poitrine, se trouvaient deux corps durs arrondis, qui n'étaient autres que les restes intacts des glandes mammaires. Il s'en échappa, lorsqu'on les prit, de gros globules de mercure ayant plus d'une ligne et demie de diamètre. Les os en laissèrent aussi échapper une notable quantité. Les nombreuses exostoses que portait le squelette, aux tibias et à la partie externe du crâne, ne laissaient pas de doute sur la maladie à laquelle avait succombé la haute et puissante dame, et le traitement qu'elle avait suivi. Lorsque le cimetière des Innocents fut transformé en marché, on constata également la présence de mercure métallique en quantité notable dans les os de quelques-uns des cadavres qui furent exhumés. Ces faits n'ont rien de surprenant pour qui connaît la façon dont se pratiquait jadis le traitement des maladies des organes génitaux par les frictions, et les auteurs anciens, Gallus, Fernel, Fallope, Petronius, en ont rapporté de semblables.

Le passage des vapeurs mercurielles à travers la muqueuse pulmonaire a été expérimentalement démontré par Merget[1]; l'épithélium pulmonaire étant perméable aux gaz de l'atmosphère, il était logique d'admettre qu'il se laisse aussi traverser par une substance douée de propriétés physiques semblables. C'est du reste la seule voie par laquelle on puisse expliquer son passage dans l'organisme.

Le mercure ainsi absorbé et emmagasiné, est éliminé sous forme de fluide élastique ou sous forme de gouttelettes liquides, mais peut, en cas d'absorption considérable, rester indéfiniment dans l'organisme. Ce qui est surabondamment prouvé par les faits rapportés ci-dessus, et que l'on pourrait multiplier à l'infini. Les expériences de Mialhe, Voit, Overbeck, Schoenbein, Fürbringer, tendant à prouver que le mercure se transforme promptement en composés solubles qui seuls agiraient physiologiquement et toxiquement, sont sans doute vraies la plupart, eu égard aux conditions dans lesquelles on les a faites; mais ces conditions ne sont

1. Merget, Op. cit., p. 148 à 151.

point celles que le mercure rencontre dans l'organisme. La clinique est là pour démentir les théories que l'on a bâties sur ces expériences. Et puis, l'organisme n'est pas une cornue inerte : il oppose, aux éléments étrangers qui ont pu l'envahir, une résistance se traduisant par des phénomènes de chimie dont, il faut bien l'avouer, on est loin d'avoir pénétré tous les secrets. Ces théories [1] ont aussi l'inconvénient de ne tenir aucun compte des phénomènes de thermo-chimie auxquels peuvent donner lieu les transformations du mercure et de ses composés, et qui, pour les rapports de ces substances avec la thérapeutique et la chimie biologique, ont à peine été ébauchées ces derniers temps [2].

Le fait de la non transformation du mercure métallique dans l'organisme a été d'ailleurs surabondamment prouvé par nombre d'expériences, dont celles de Claude Bernard, rapportées plus haut : le mercure injecté à des animaux, sous la peau, dans les veines, sous forme massive ou à l'état de grande division, n'a eu aucun effet sur le sang, ni sur les fonctions de l'organisme ; et, lorsque l'observation a été suffisante, on a pu le retrouver dans les matières fécales, en gouttelettes visibles à l'œil nu. Il a pu occasionner parfois des obstructions et jouer le rôle d'un simple corps étranger, mais ce fait ne change rien à la question [3]. Des expériences comparatives, pourtant des plus faciles à exécuter et souvent faites depuis le XVIIe siècle, auraient suffi à démontrer que le mercure métallique ne subit aucune transformation appréciable dans l'organisme ; mais il semble qu'on se soit obstiné à ne pas voir ce qui est l'évidence même. Gaspard [4] a injecté une fois un gramme environ de mercure (18 grains) dans la veine jugulaire d'un chien nouveau-né : ce dernier n'en con-

1. MERGET, (*Op. cit.*, p. 151-163) les a longuement et magistralement réfutées.
2. VARET, *Recherches sur le rôle des sels doubles dans les transformations des sels de mercure dans l'organisme* (Th. de Paris, 1897).
3. C'est le cas de citer un fait curieux, rapporté jadis par Malago (*Il filiatre Sebezio*, juin 1845) : du mercure métallique formait le noyau d'un calcul vésical dont on avait délivré un jeune homme de 18 ans, soumis vers l'âge de 7 ans, à l'usage longtemps prolongé des frictions mercurielles pour une tumeur lymphatique. On en a également trouvé dans des calculs biliaires.
4. GASPARD, *Op. cit.*, p. 186.

tinua pas moins à téter, se bien porter, et se développer, tout comme ses frères de la même portée. Quel
est le chien, même de la plus forte taille et vigueur, qui
résisterait seulement quelques minutes à l'injection,
dans la veine jugulaire, d'un demi-gramme de sublimé
en solution convenablement faite ? Une preuve, encore, de la différence d'action entre le mercure en
vapeurs et les composés mercuriels, c'est que, dans le
premier cas, la nécropsie est absolument négative,
quoique la mort ait été la conséquence de l'absorption
des vapeurs. Dans une intoxication aiguë par le sublimé, avec mort du sujet, au contraire, il y a des
lésions profondes des voies digestives, souvent même
des reins et des poumons, et aussi du système nerveux.

. Le Dr Letulle [1] a prétendu qu'à la suite de l'inhalation de vapeurs mercurielles, il se produit des lésions
du système nerveux. Mais cet expérimentateur fait une
confusion regrettable, qui enlève toute leur valeur à
ses observations : il qualifie, en effet, de mercurielles,
les vapeurs émises par le nitrate acide de mercure,
au-dessus duquel il avait placé les animaux soumis aux
expériences. Or, le nitrate acide de mercure n'est point
volatil en tant que sel mercuriel ; mais, dans les conditions où s'est placé le Dr Letulle, il peut émettre en
abondance des vapeurs nitriques très délétères, et
c'est à celles-ci seules, que pouvaient être attribuées
les lésions du système nerveux observées par l'analyse
histologique des animaux intoxiqués. Une expérience
rapportée un peu plus loin, avec du mercure cette fois,
semble montrer que les vapeurs, émises à de hautes
températures, sont susceptibles d'occasionner des lésions à peu près semblables à celles produites par les
vapeurs nitriques. Mais les conditions dans lesquelles
le Dr Letulle a placé ses sujets, sous une cloche, en
plein soleil d'août, dans l'après-midi, ne se réalisant pas
dans les traitements mercuriels par les frictions, on ne
saurait en tirer de conséquences pratiques [2].

---

1. LETULLE, *Rech. sur les paralysies mercurielles*. (Arch. de phys. norm.
et pathol., 1887, t. IX, p. 301 à 381 et 437 à 468. V. p. 464 les expériences mentionnées.)
2. Le Dr Brauer a bien rapporté l'observation d'une polynévrite mercurielle mortelle consécutive à des frictions. Mais ces dernières ne furent

De tout ce qui précède, on voit l'avantage qu'il y aurait à faire absorber aux syphilitiques des vapeurs mercurielles émises à basse température : ces dernières agiraient, non par leur vertu antisyphilitique, mais à raison de l'accélération des fonctions de nutrition qu'elles provoquent dans tout l'organisme. Malheureusement ces conditions sont bien difficiles à réaliser ; les moyens proposés jusqu'à présent ne paraissent pas bien pratiques, et l'on aura recours en général aux frictions [1]. Mais, pour éviter les fâcheux inconvénients qui en résultent trop souvent, il faudra prendre un certain nombre de précautions recommandées par d'éminents maîtres, Panas, Sigmund, Kirschgasser, entre autres : frictionner chaque fois à des places différentes, de préférence aux membres inférieurs, exceptionnellement sur l'abdomen, jamais aux plis de

---

pas seules à intervenir, puisqu'elles précédèrent un traitement par injections intramusculaires de salicylate de mercure ; il serait par conséquent impossible de faire la part des frictions et celle des injections dans les lésions nerveuses décrites. *(Deutsche Zeitschrift f. Nervenheilk..., XI, 1.)* Le même auteur a institué une série d'expériences sur des lapins en vue d'étudier les lésions produites par les composés mercuriels sur le système nerveux. Mais il a le grand tort de faire intervenir successivement trois composés différents sur les mêmes sujets. .

[1] Merget avait imaginé de faire respirer des vapeurs mercurielles émanées de morceaux de flanelle, mercurisés d'après la même méthode que celles qui servaient à ses expériences. Elles sont susceptibles de donner d'excellents résultats dans la syphilis, mais elles constituent un traitement plutôt gênant (V. à leur sujet : FRÉZOULS, *Flanelles mercurielles*, thèse, Bordeaux, 1893, et 2 art. de Carles et Sabrazès, in J<sup>al</sup> de Méd. de Bordeaux, 1892). Bien d'autres moyens ont été proposés dans le but de faire respirer les vapeurs mercurielles. Le Prof. Welander, de Stockholm, qui a tout particulièrement étudié le mode d'action de l'onguent gris, conseille le port, au-dessus de la poitrine ou du dos, d'un sachet de toile intérieurement enduit d'onguent mercuriel : *Ein. Wörte üb. die Form. der Anvendung des Quecks.* (Arch. f. Derm. u. Syph. XLVI, s. 249). Voir encore sur ces sachets : STERN : *Ueb. Erfahrung. mit der Welander'schen Meth....* (Münch. med. Woch. 1899, I, s. 179) ; SCHUSTER : *Bemerk. zu der Einreibekur* etc. (Arch. f.. Derm. u. Syph., XLVIII, s. 107), et autres. On a récemment proposé de substituer aux sachets de Welander des sachets enduits de *mercuriol*, amalgame mercuriel de lithium et d'aluminium, substance qui laisse dégager des vapeurs mercurielles en quantité suffisante pour être utilisées dans la cure des syphilitiques. (A. BLANQUIST, *Ein neues Quecksilberspræparat* ; G. AHMAN, *Ueb die Behandlung v. Syph. mit Merkuriol* Arch. f. Derm. u. Syph., XLVIII.)

Ce mode de traitement n'a pas l'attrait de la nouveauté. Il y a près de 140 ans qu'un médecin normand, Lefebure de Saint-Ildephont, auteur d'une « Méthode familière pour guérir les maladies vénériennes », avait conseillé de remplacer les frictions par des caleçons imprégnés d'onguent mercuriel.

l'aine ou aux creux axillaires[1], et nettoyer le lendemain matin les parties enduites la veille ; entretenir une
hygiène buccale rigoureuse et la propreté scrupuleuse
du linge, tant de corps que de nuit; ventiler les pièces
où les malades se tiennent le jour, ou, toutes les fois
qu'il sera possible, les laisser eux-mêmes au grand air
et leur faire faire de l'exercice ; enfin, leur faire prendre
des bains généraux fréquents. Il ne se produira de la
sorte ni stomatite, et moins encore de la salivation. La
Revue du Praticien[2] rapportait, en 1898, une observation émanée du Dr Kadler (de Varsovie), qui a pu faire
faire à un de ses clients, pour un soi-disant tabès
d'origine syphilitique (en réalité une affection cérébro-
spinale à localisation mal définie), quatre mille frictions
mercurielles ; elles furent réparties il est vrai, en plusieurs années, sans que le malade ait jamais eu le
moindre accident d'hydrargyrisme. Comme chaque
friction était de 4 à 8 gr. par jour, cela représente un
nombre respectable de kilogrammes de mercure, diri-
gés contre une seule syphilis. Si elles ont été inoffen-
sives, cela a tenu à ce que toutes les précautions voulues avaient été prises, que le malade se livrait à
l'exercice et vivait en plein air le plus qu'il lui était
possible. Cette observation corrobore pleinement les
expériences de Merget, et montre l'innocuité de la
respiration intermittente ou continue, à faible dose, des
vapeurs mercurielles.

Je mentionnerai simplement le mercure soluble que
le Dr Werler a essayé de faire entrer, il y a peu d'années, dans la thérapeutique antisyphilitique, comme
médicament interne et externe tout à la fois. Le mercure, sous sa forme colloïdale, ne paraît pas plus
puissant que ses composés salins ou ses préparations
soi-disant en nature, et l'est certainement moins qu'en
vapeurs ou en fumigations[3].

1. On pourrait croire, et les traités sont unanimes sur ce point, que la
peau, à cause de sa minceur, aux plis des aines et aux creux axillaires, est
plus apte à absorber le mercure des frictions faites à ces endroits: il n'en
est rien cependant, et l'activité plus grande du mercure, notée dans cette
circonstance, est due à ce que les frictions portent sur des parties du corps
où la température, d'une manière générale, est plus élevée que sur tout
autre point des téguments.
2. Communication du Dr Barthélemy, p 131 et 165.
3. O. WERLER, Das lösl. met. Quecks als Heilmit, Berlin, 1899, 8°.

*Recherche du mercure.* — Merget[1], pour contrôler les résultats de ses expériences et rechercher le mercure dans l'intimité des tissus, ou les produits de sécrétion, a imaginé un procédé ayant, sur tous les autres, trois avantages qu'on ne saurait trop apprécier : il est très simple et n'exige pas un outillage bien compliqué ; doué d'une très grande sensibilité, il permet de constater, quoique faiblement, la présence du mercure dans des solutions qui n'en contiennent qu'un dix-millionnième ; enfin il permet d'éviter les causes d'erreur dont les autres peuvent être entachés. Ce procédé est basé sur l'action qu'exercent les vapeurs mercurielles sur les solutions salines des métaux précieux, et comporte l'usage d'un papier imbibé d'un de ces sels. Les vapeurs mercurielles, arrivant au contact d'un papier ainsi imprégné, s'y fixent en lui communiquant des teintes de plus en plus foncées, pouvant aller jusqu'au noir intense, avec des tons dont les nuances varient suivant la nature du métal réduit. Merget, pour sensibiliser son papier d'épreuve, a donné la préférence au composé appelé *nitrate d'argent ammoniacal*, qu'on prépare en ajoutant de l'ammoniaque à une solution concentrée de nitrate d'argent, et en continuant cette addition jusqu'à redissolution complète du précipité formé d'abord. On étend cette solution au pinceau ou au tampon sur une feuille de papier ordinaire ; ou bien, on raye fortement ce dernier avec une plume d'oie trempée dans la liqueur, et, en ce cas, la réduction s'opère avec plus de promptitude et de vigueur que sur les surfaces lisses. On fait sécher à l'abri de la lumière. Le papier ainsi préparé est altérable à la lumière, mais lentement, tandis qu'il est impressionné très rapidement par les vapeurs mercurielles. A la longue, cependant, il finit par s'altérer à l'obscurité, mais sans rien perdre toutefois de la justesse et de la sûreté de ses indications. Pour les expériences exceptionnellement longues, Merget conseille d'employer du papier au chlorure de platine ou de palladium, moins sensible il est vrai, mais irréductible par la cellulose du papier lui-même. Voici en substance comment il faut procéder :

1. MERGET, *Op. cit.*, p. 32 à 45 et 9 à 11.

1° Les matières organiques solides que l'on veut analyser, sont réduites en pulpe et on les fait bouillir un quart d'heure, avec de l'eau fortement additionnée d'acide nitrique. Le liquide, filtré ou décanté, contient tout le mercure à l'état de nitrate acide dissous, et c'est sur cette solution qu'il faudra opérer pour obtenir le mercure réduit, soit par la méthode électrolytique, soit par voie de précipitation simple. On traiterait les urines de même, à raison d'un volume d'acide pour 15 à 20 de liquide.

Il reste à précipiter le mercure par le cuivre et à reconnaître le métal par la réaction de ses vapeurs sur le papier sensible au nitrate d'argent ammoniacal.

2° Si l'hyperacidité du liquide obtenu était assez accentuée pour attaquer le cuivre, avec dégagement de bulles gazeuses, il faudrait la neutraliser partiellement, par l'addition de quelques parcelles d'un carbonate alcalin. Puis le liquide est introduit dans des flacons à goulot étroit, qu'il remplira presque complètement. Le métal réducteur à y plonger consistera en lames étroites obtenues par la frappe de fils de cuivre très pur, d'un millimètre environ de diamètre, recuits fortement au préalable, pour en assurer davantage encore la pureté. Il faudra en outre, pour les expériences, les décaper à l'acide nitrique, puis les laver à grande eau et les plonger aussitôt dans le liquide à réduire, sans dessication. De cette façon, le contact intime du fil avec la solution nitrique sera bien assuré. Une immersion d'un centimètre à un centimètre et demi en moyenne suffira, et devra, comme la durée du contact, être sensiblement proportionnelle à la richesse présumée de la solution en mercure. Ce contact, dans les cas extrêmes, ne dépassera pas trente-six heures.

3° Le fil de cuivre est retiré lorsqu'on juge l'amalgamation terminée, puis lavé plusieurs fois à l'eau distillée, de façon à être débarrassé de toute trace de la liqueur d'essai ; on l'essuie légèrement avec du papier de soie, et, après l'avoir nettoyé, par un décapage mécanique, au-dessus de la portion immergée, on le fait agir sur le papier sensible, préparé, pour cette circonstance particulière, par étendage uniforme. Des bandes de papier d'un travers de doigt de largeur sur trois à quatre de longueur sont pliées dans le sens de leur longueur, la surface sensible en dedans ; dans l'intérieur des plis on introduit les lamelles de cuivre partiellement amalgamées, en ayant soin de les séparer du papier sensible par l'interposition de deux ou plusieurs doubles de papier de soie. Puis on intercale le tout entre les feuillets d'un livre, sous une faible pression. On peut, en ouvrant de temps en temps les plis sans déranger les fils, suivre les progrès croissants de la réaction des vapeurs mercurielles.

À égalité de temps de contact, la couleur communiquée par le mercure est d'autant plus foncée que la quantité de mercure est plus forte, et l'empreinte se produit seulement au niveau de la portion amalgamée du fil. Ces variations de teinte permettent de transformer le procédé qualificatif en procédé *quantitatif*, moyennant une appréciation du degré de coloration et du temps de contact.

# CHAPITRE III

Mercuriaux : composés insolubles ; composés solubles ou solubilisés. — Leur action physiologique. — Élimination : mécanisme de la stomatite et de la salivation mercurielles. — Modifications du sang sous l'influence des mercuriaux. — Mercure et microbes. — Conclusions thérapeutiques.

On connaît les théories proposées pour expliquer l'action des mercuriaux sur l'organisme. Tous les composés s'engageraient dans une série de réactions purement chimiques, qui aboutiraient à les transformer en bichlorure (Mialhe, Voit, Overbeck), ou en peroxyde (Blomberg), avec absorption finale sous forme d'albuminates solubles. Cette transformation, qui est admise, à quelques détails près, par Bucheim et Öttingen, Otto Graham, Jeannel, n'est, au fond, qu'une pure hypothèse. Il peut bien y avoir des transformations partielles dans l'organisme : mais la théorie des savants cités a le grand tort d'être tirée, par induction, d'expériences *in vitro*, qui n'approchent que très imparfaitement de ce qui se passe dans l'organisme, et parfois même supposent des conditions absolument incompatibles avec la vie des tissus.

Merget et Blarez, d'après une série d'expériences très intéressantes au point de vue chimique, mais passibles des mêmes reproches, se rattachent, au contraire, à la thèse de Rabuteau, et n'admettent pas que l'administration des mercuriaux puisse avoir pour effet d'introduire dans le sang un peptonate ou un albuminate mercuriel en dissolution. Les sels provenant de réactions accomplies dans l'organisme par les mercuriaux, formeraient avec l'hémoglobine, en entrant dans la circulation, un précipité insoluble renfermant la presque totalité du métal du sel mercuriel *en partie libre*, en partie combiné, le reste du mercure demeurant à l'état d'extrême division dans le sang qui n'a pas participé à la réaction. Une théorie identique au fond, a été récemment soutenue par Anuchat[1].

*A. Mercuriaux insolubles ; type : le calomel.* — C'est le plus étudié des composés mercuriels, au point de vue de ses transmutations dans l'organisme, et peut-être le moins connu quant à son mode d'action.

Il jaunit, puis devient gris à la lumière, à la longue, mais sans formation de mercure libre, ni de bichlorure. L'eau froide, l'alcool, l'éther et les dissolvants ordinaires sont sans action sur lui à la température de 15 à 20°, mais ils en ont à température élevée. Par la sublimation, ils se dédoublerait vers 390°, du moins partiellement en mercure et bichlorure (Erlemayer), mais ce dédoublement n'aurait pas lieu même à 440° (Debray).

L'eau distillée exerce sur le calomel une action croissante, à partir de 40°, avec formation de bichlorure dont la quantité (pour 1 gr. de cal. et 60 gr. d'eau) irait de 2 milligr. jusqu'à 9 milligr. à 80° et 15 milligr. à 99°8. La quantité de sublimé formée a varié, en outre, non pas en raison du calomel mis en expérience, du moins dans les limites extrêmes où on l'a employé, 0 gr. 15 à 1 gramme, mais en proportion de la quantité d'eau. Elle augmente aussi avec le temps du contact et les agitations produites[2]. Les matières gommeuses ont plus d'action que l'eau, à 40°. L'alcool, toutes choses égales d'ailleurs, a un pouvoir 4 ou 5 fois plus faible que l'eau. L'acide chlorhydrique au 2 millième, n'a guère que l'action de l'eau distillée seule. Celle des alcalis est très complexe. Celle de l'acide cyanhydrique, si intéressante, à été étudiée récemment par Varet et Cheynet, mais elle n'a pas d'intérêt pour le sujet qui nous occupe. Il ne faudrait cependant pas accepter trop à la lettre les conclusions thérapeutiques qu'on a prétendu en tirer.

---

1. ANUCHAT, in Deutsche medizin. Zeitung, septembre 1896.
2. BLAREZ, *Absorption des mercuriaux* (Th. de Bord. 1882), p. 15-19.

Le chlorure de sodium seul est incapable de transformer le calomel en sublimé, à la température ordinaire et à l'abri de la lumière ; en solution, au titre de 0,50 pour 100 et à 40°, son action est sensiblement celle de l'eau distillée, mais au-dessus de 40°, la dissociation est plus accentuée. Quant à la fameuse expérience sur laquelle Mialhe paraît avoir basé sa théorie, elle n'a aucune signification, quoiqu'elle soit exacte comme dosage. Il a fait agir sur du calomel une liqueur d'essai contenant pour dix grammes d'eau distillée, 0 gr. 60 de chlorure de sodium et autant de chlorure d'ammonium, le tout maintenu pendant 24 heures à 40 ou 50°, liquide dont on chercherait en vain l'équivalent dans l'organisme.

Si les sels ammoniacaux, notamment le chlorhydrate d'ammoniaque, ont une action plus marquée, même à la température ordinaire, il ne faudrait pas cependant en inférer, ainsi que le fait le Dr Varet[1], que le calomel se solubilisera sous l'action des sels ammoniacaux qui existent toujours dans l'organisme. La présence de ces derniers est exceptionnelle, et, en tout cas, même alors, la proportion serait par trop faible pour avoir une action appréciable[2].

D'ailleurs, nombre de ces réactions, pour se faire, ont besoin du concours de l'air. Si on met chauffer du calomel (10 gr.), avec un litre d'eau salée à 5 p. 0/0, dans un flacon bouché, maintenu à 40°, et que l'on agite fréquemment, c'est à peine si, le troisième jour, on aura des traces de dissolution. Que l'on mette du suc gastrique en contact avec un gramme de calomel dans un flacon bouché, maintenu à 38° ou 40°, et fréquemment agité, il n'y aura point de trace de mercure dans le liquide, tandis que dans les mêmes conditions, à l'air, la moitié environ du calomel serait solubilisé ; de même en présence d'extrait de viande Liebig. Il est bien établi maintenant que le mélange de calomel et de sel marin ne présente d'autre inconvé-

1. VARET, *Op. cit.*, p. 32.

2. P. WINTERBERG, sur la teneur en ammoniaque du sang à l'état de santé ou de maladie (Zeitschr. f. klin. Med. XXXV, 5-6).

nient que de retarder l'effet purgatif du médicament [1].

Blarez a cherché à prouver, par des digestions artificielles, que le calomel se transforme en notable quantité de sel dissous ($HgCl^2$ ou peptonates), avec dégagement correspondant de mercure libre. Merget [2], s'appuyant sur ces expériences, *in vitro et à l'air,* croit pouvoir conclure que le calomel agit par suite de l'irritation produite sur l'intestin par le bichlorure formé; cet organe, ainsi lésé, absorberait le mercure métallique produit en même temps, qui serait seul à agir sur l'organisme.

Mais cette théorie est inadmissible, expérimentalement et cliniquement. En effet, si, au lieu de procéder comme Blarez, à l'air, on fait la même expérience dans un flacon bouché, c'est-à-dire dans des conditions autant que possible identiques à celles de l'organisme, il ne se produit pas, après le temps normal de la digestion, de dédoublement du calomel. On sait que des personnes ont pu garder dans leur corps de bonnes doses de calomel, plusieurs jours, sans en être incommodées, le médicament ayant été absorbé le matin à jeun. J'ai récemment pu constater ce fait, et, pour compléter cette expérience tout accidentelle, j'ai fait prendre longtemps après, à la personne (femme) qui en avait été le sujet, un matin, à jeun, trois centigrammes de bichlorure dans de l'eau. Elle a eu des nausées et de la diarrhée pendant 20 heures. Il est un autre fait qui prouve que les craintes formulées par les traités de thérapeutique sur l'association du calomel avec certaines substances, sont bien peu fondées ; c'est que des pilules laxatives, journellement employées par nos voisins d'outre Manche, celles d'Abernethy entre autres, qui contiennent de 0.10 à 0.20 de calomel, sont prises au moment du repas, et que les dyspeptiques qui en usent, n'en prennent pas moins après le même repas, suivant la forme de leur mal, ou de la liqueur de potasse (dilution de potasse caustique au dixième environ), ou de la

1. ADAM, *Calomel et agents chimiques* (Bull. de la Soc. de thérapeutique, 1890).

2. MERGET, *Op. cit.,* p. 300.

dilütion sulfurique (au treizième), à la dose habituelle.

Il ne paraît pas y avoir de transformation sensible, ni dans le tube digestif, ni dans l'organisme, pour de petites doses de calomel. En sera-t-il de même pour des doses exagérées ? Le Dr Mougin [1], d'après les expériences entreprises dans le laboratoire du Prof. Joffroy, aboutit à la même conclusion, du moins jusqu'à une certaine proportion de calomel employé. C'est ainsi qu'il a pu faire prendre à des chiens des quantités considérables de calomel sans danger aucun. Voici le résumé de ces expériences :

| | Poids de l'animal. | Quantités absorbées. | Résultat. |
|---|---|---|---|
| I. Black. | 11 k. | 2 gr. cal. | Effet purgatif simple. |
| Roquet. | 6 k. 500 | 4 gr. » | Purgation et légères ulcérations buccales. |
| Sauvageot. | 8 k. | 6 gr. » | Effet purgatif simple. |
| Mirza. | 4 k. 834 | 5 gr. » | id. |
| II. 7 jours après : | | | |
| Sauvageot. | 8 k. | 8 gr. et 5 de sel gris. | Effet purg. s. |
| Mirza. | 4.835 | 15 gr. | Mort en 12 heures. |

(*Lésions observées :* Nombreuses et profondes ulcérations dans la bouche, quoique les dents soient très bonnes ; foie fortement congestionné ; rien au cœur, aux poumons, aux reins, ni d'ulcérations à l'intestin, qui contient seulement quelques mucosités verdâtres.)

III. Rageotte. 5 kil., 10 gr. cal. et 8 gr. sel. Effet purgatif ; vomit deux heures après l'absorption des traces de calomel.

Café. 7 kil. 500, 22 gr. 50 à jeun. Il en rend dix qu'on lui fait absorber de nouveau dans son lait ; au 3e jour, diarrhée profuse, bave abondante. Mort le lendemain.

IV. Autre expérience, dans laquelle deux chiens de 8 et 10 k. absorbent chacun 5 gr. de calomel dans des aliments salés. Forte purgation.

Ces faits semblent bien démontrer que, chez les chiens, pourtant hyperchlorhydriques, le calomel à très

---

1. MOUGIN, Du calomel dans les maladies du foie, etc. (Th. de Paris 1897, p. 32).

haute dose ne se transforme pas en sublimé; on ne
pourrait même pas dire que dédoublement ait eu lieu
dans les cas où la mort a été la conséquence de l'absorption du calomel, les chiens n'ayant pas présenté
les lésions caractéristiques de l'intoxication aiguë par
le sublimé.

La présence de fines granulations noires de mercure
qui ont été trouvées parfois [1] dans les foyers des injections de calomel, chez des personnes mourant peu
après, sera-t-elle une preuve suffisante d'un dédoublement du sel en mercure et bichlorure ? Non ; car, dans
les rares cas où cette constatation a pu être faite,
comme aussi dans certains autres, dont il sera parlé
plus loin, le malade était mort d'une maladie à réaction fébrile accentuée. Or, la fièvre ayant pour conséquence une élimination plus considérable de chlorures
qu'à l'état normal, il n'y a rien de surprenant qu'une
partie du chlore ait été empruntée au calomel.
D'ailleurs, il se produit toujours, autour du foyer de
l'injection, une inflammation plus ou moins vive, suivie
d'un travail de réparation, et cette suractivité d'échanges sur un point limité pourrait n'être pas sans influer
sur la réduction d'une partie du sel mercuriel. [2]

Je ne ferai que mentionner le protoiodure et l'oxyde
jaune employés, le premier sous la forme pilulaire, le
second en injections intramusculaires. Ajoutons toutefois que celui-ci présente dans son mode d'action quelques différences avec le calomel. Injectés à des cobayes à la dose de 2 centigr., le calomel ne produira
pas de désordres dans leur état de santé ; l'oxyde jaune
au contraire leur causera une entéro-colite mortelle au
3e ou au 4e jour. Ce dernier est incompatible avec les
iodures, celui de potassium en particulier, qu'il faut

1. BALZER, Bull. de la Soc. des Hôp. 22 avril 1887.

2. Dans une étude récente sur l'emploi thérapeutique simultané de
préparations iodées et hydrargyriques, le docteur Lesser prétend que le
calomel, par exemple, se transforme dans l'organisme en iodure de mercure,
si l'organisme contient déjà de l'iodure de potassium, ou si ce dernier sel
est administré simultanément. Mais il ne fait en somme que des déductions d'expériences *in vitro*, et les conclusions thérapeutiques qu'il prétend tirer d'essais faits sur des animaux, ou de certains symptômes cliniques, sont des plus contestables. (*Deutsche med Wochensch.*, 21 et 28
nov. 1901).

éviter d'administrer simultanément[1]. Il produit enfin une destruction plus marquée du tissu musculaire au point de l'injection.

B. *Mercuriaux solubles; type : le sublimé corrosif.* — Corps soluble dans l'eau, l'alcool, l'éther; facilement réductible par certaines substances (acides sulfureux et phosphoreux) en donnant du proto-chlorure et quelquefois du mercure métallique. Il précipite abondamment les matières albuminoïdes, et les précipités sont solubles dans un excès de ces substances, mais ces solutions sont instables et finissent par donner un précipité contenant la majeure partie du sel mercuriel. Cette expérience a servi à expliquer l'action locale du sublimé. Il ne faut pas toutefois en exagérer l'importance. Ingéré sous forme solide, comme cela s'est vu dans quelques empoisonnements, ou en solution concentrée, il est décomposé plus ou moins complètement en chlorure mercureux et mercure, avec dégagement d'acide chlorhydrique; cette réduction est opérée par toutes les substances organiques animales et végétales sans exception. Souvent même, la majeure partie du sel absorbé ayant été vomie, la mort a été plutôt la conséquence des désordres organiques produits, que d'une intoxication, à proprement parler.

Le bichlorure, ingéré dissous, peut, d'après Blarez, être partiellement absorbé en nature, ou bien, par combinaison avec les matières albuminoïdes de la digestion, donner des produits solubles ou insolubles. Il serait également susceptible d'être réduit en calomel et consécutivement en mercure, ce fait se produisant dans les digestions artificielles qui donnent un précipité renfermant constamment du mercure. Mais en est-il de même dans l'organisme? Il faut dire aussi que les expériences ont porté sur des doses de bichlorure considérables : rien ne prouve que ces transformations se pro-

---

1. La transformation de l'oxyde jaune en sublimé, en présence de chlorure de sodium contenu dans les liquides et les tissus de l'organisme, ne pourrait s'expliquer simplement par la formation du chloromercurate de sodium. Il y aurait, pour opérer ce changement, une absorption considérable de calories, et comme la formation des chloromercurates n'en dégage qu'une seule, cette explication que donnait Mialhe est tout à fait insuffisante.

duiraient pour des doses comme celles que l'on près-
crit en thérapeutique. D'ailleurs les sels solubles de
mercure et surtout de bichlorure sont susceptibles de
donner avec les bases organiques des composés varia-
bles à l'infini, et on n'arrivera jamais, sans doute, à déterminer les variations dont ils peuvent être l'objet
dans leur passage à travers l'organisme.

Le bichlorure est un toxique puissant. Il paraît être
surtout un poison des pneumogastriques, et occasionne
toujours des altérations des éléments nerveux, rappelant celles que provoquent certaines substances toxiques telles que l'arsenic, le phosphore, etc. Les lésions
qu'il produit dans les différents organes, sont bien
connues, et ont fait l'objet de nombreux travaux.

Si, à la longue, les préparations thérapeutiques de
calomel, pilules, pastilles, deviennent plus actives par
leur transformation partielle en bichlorure, celles de
sublimé, au contraire, perdent de leur énergie. D'où
la nécessité pour les prescriptions composées de ces
sels de préparations récentes. [1]

*Sels solubilisés.* Les sels de mercure solubles ou non,
sont aptes à faire avec les sels métalliques un nombre
considérable de produits d'addition que l'on a rangés
en deux groupes : les uns résultant de l'union de sels
dérivés d'un même élément électro-négatif comme, par
exemple, les chlorures doubles ou chloromercurates,
les iodures doubles ou iodomercurates ; les autres, au
contraire, engendrés par la combinaison de sels dérivés
de radicaux différents. Je n'insisterai que sur les
premiers, les seuls pour le moment, qui intéressent le
médecin.

Le chlorure mercurique a été étudié plus haut ; mais
le plus souvent, et surtout quand il s'agit de l'administration de ce composé en injections hypodermiques,
on s'imagine l'employer, tandis qu'en réalité c'est un
sel double issu du bichlorure que l'on injecte. Les combinaisons que le chlorure mercurique forme avec un
grand nombre de chlorures métalliques ont été étudiées

1. Henry et Boullay, *Sur les altérations du muriate de mercure dans
les robs et les sirops* (Bull. de Pharm. t. III, p. 193 et 202). . . .

par Bensdorff (*in Poggend. Ann.* XVIII, 123), Voit (*Ann. der Chem. u. Pharm.* CIV, 341), et quelques autres. Les sels doubles qui en résultent, répondent à deux types principaux différenciés par la duplication dans l'un de la molécule de chlorure mercurique. L'un d'eux, le chloromercurate d'ammonium est connu depuis longtemps sous les noms de sel de science, sel de sagesse, ou sel d'Alenbroth.

Ils sont tous plus ou moins dissociés par la dialyse, mais offrent en général plus de stabilité que le sublimé corrosif lui-même. Il résulte de la chaleur de formation dans l'état dissous des composés de l'un et l'autre type, qu'ils existent en dissolution dans un état de dissociation plus ou moins accentué, à l'exception toutefois du chloromercurate d'ammonium, et les chaleurs de formation sont du même ordre de grandeur pour une même série de sels doubles.

La comparaison de ces chaleurs de formation avec celles que peuvent donner d'autres chlorures métalliques montrent que les chlorures doubles engendrés par le sublimé ont une stabilité particulière même dans les dissolutions très étendues.

Lorsqu'on emploie du bichlorure en injections sous-cutanées, on ne peut en obtenir la solubilisation qu'au moyen d'un excès de chlorure de sodium. Ce que l'on injecte n'est donc plus du bichlorure de mercure, mais du chloromercurate de sodium.

L'iodure mercurique, de même que le bichlorure, donne naissance, en s'unissant aux sels métalliques, à deux types principaux d'iodures doubles ou iodo-mercurates. Ces composés ont été étudiés par P. Boullay (*Ann. de Chim. et de Phys.* XXXIV, 2, p. 345), Berthemot et Berthelot. Le nombre de calories dégagées par le mélange des dissolutions confirme bien l'existence d'acides complexes générateurs d'iodomercurates. Lors donc qu'on prescrit du biiodure de mercure associé à de l'iodure de potassium, c'est de l'iodomercurate que l'on fait prendre en réalité ; mais cette composition pour avoir toute la puissance curative dont elle est susceptible doit être de préparation récente [1].

1. On sait que c'est la base du sirop de Gibert, dont le Prof. Pinard préconise une variante pour les femmes grosses. Ricord prescrivait volon-

Le benzoate de mercure très prôné par quelques syphiligraphes, est solubilisé comme le sublimé corrosif par un excès de chlorure de sodium. La préparation ne renferme plus de benzoate de mercure : c'est un liquide qui contient du chloromercurate de sodium, du chlorure et du benzoate de sodium. Plus récemment on a proposé une préparation dans laquelle la solubilité est obtenue au moyen du benzoate d'ammoniaque. Il se fait en ce cas un benzomercurate d'ammoniaque, avec dégagement d'acide benzoïque, qu'on neutralise avec un peu d'ammoniaque [1].

C. *Absorption et élimination des mercuriaux ; mécanisme de la stomatite.* — Aucune des théories imaginées pour expliquer l'absorption du mercure et des mercuriaux, en qualité du moins d'agents thérapeutiques, ne répond, comme nous venons de le voir, à la réalité des faits. Mais les sels de mercure ne pourraient-ils pas être absorbés directement en nature, même le calomel, en dépit du vieil et vénérable aphorisme : *Corpora non agunt nisi soluta?* Le fait de l'absorption directe du mercure métallique, à l'état d'extrême division, par la muqueuse gastro-intestinale, a été prouvé depuis longtemps par Rindfleisch ; mais pour ce savant, cette absorption ne pouvait avoir lieu que si la muqueuse était lésée. Cependant, la répétition des doses a pour effet de provoquer chez l'homme des accidents d'hydrargyrisme, soit que la muqueuse se lèse, soit qu'elle devienne moins résistante à la longue. Les expériences de Rindfleisch ont porté sur des chiens, qui ont été traités par des pilules ne renfermant que du mercure pur, très divisé, et la présence de globules du métal a été, dans certains cas, constatée dans les globules blancs des ganglions mésentériques.

L'accumulation dans l'organisme de certains médi-

tiers un sirop d'une composition à peu près identique. En injections hypodermiques on emploie le biiodure isolément, sous forme de solution huileuse. Cependant autrefois, au moment où ce mode de traitement fut mis en vogue, Bricheteau se servait d'un iodomercurate de sodium en solution dans l'eau distillée, (*Bull. de Thér.*, 1869, I, 297), et Martin d'iodomercurate de potassium, avec d'assez bons résultats.

1. Voir pour l'étude de ces sels doubles, outre les travaux cités, les thèses du Dr Varet. (Fac. de Sciences, 1896 et Fac. de Méd., 1897).

caments métalliques est un fait bien connu. S'il a lieu, il tient uniquement à ce que les médicaments absorbés restent insolubles, ou sont transformés en composés insolubles. Les organes éliminateurs sont impuissants à les expulser avant un temps parfois fort long, et, si l'absorption du médicament continue, il pourra en résulter des accidents très graves. Jadis, le professeur Hirth, de Strasbourg, aimait à raconter un fait dont il avait été témoin à l'hôpital. Un jeune homme atteint d'épilepsie, traité par les fleurs de zinc à hautes doses, très en faveur vers 1850, ayant éprouvé de l'amélioration, continua de lui-même les doses, en les forçant même, et arriva à en prendre jusqu'à 2 grammes par jour. Aucun trouble fonctionnel ne se manifesta d'abord; puis, brusquement, survint une douleur violente du côté du foie, qui s'hypertrophia en peu de temps ; un ictère intense suivit, accompagné de coma, et le malade mourut dans l'adynamie. Le foie, tuméfié et induré, était gris sale par places, et renfermait, comme l'analyse le démontra, une quantité considérable de zinc. On en rassembla même une partie, sous forme d'un culot solide, qui fut longtemps présenté aux élèves de la clinique.

Assurément le mercure ne serait pas susceptible, même absorbé d'une façon continue, à l'état insoluble, de s'accumuler de la sorte dans les organes. Mais qu'il soit administré sous forme de calomel ou sous forme de sublimé, à doses thérapeutiques, par voie d'injection intramusculaire ou hypodermique, il sera éliminé partiellement. Et comme ces doses dites thérapeutiques dépassent sensiblement la quantité que l'organisme peut éliminer chaque jour ; que, d'autre part, il est avéré que les substances stables, très solubles et facilement dialytiques ou osmotiques, ne séjournent pas dans l'organisme, l'accumulation devra se faire à l'état de composé insoluble. Melsens a prouvé il y a longtemps que l'iodure de potassium facilite l'élimination du mercure. Cette action est-elle explicable par la transformation (sans doute dans les organes éliminateurs) de quelques sels mercuriels en sels doubles ? Celle des chlorures de l'organisme peut-elle s'y ajouter ? Les chlorures et iodures mercuriques peuvent en effet s'unir aux chlorures et iodures alcalins notamment, pour former des sels doubles, chloromercurates ou iodomercurates de types variés, comme nous l'avons montré plus haut. Mais ce qui se passe *in vitro*, au contact de l'air, a-t-il lieu aussi dans l'organisme ? On ne saurait en aucune façon l'affirmer. Le seul fait incontestable c'est l'élimination du mercure en plus grande quantité sous l'influence de l'iodure potassique. En tout cas la formation de sels doubles dans l'organisme devrait pouvoir se justifier par un équilibre des phénomènes thermo-chimiques qu'elle provoque, et tel n'est pas toujours le cas dans les hypothèses émises. Peut-être l'iodure de potassium ne joue-t-il qu'un simple rôle excitant sur l'organisme déjà fatigué par l'absorption de doses trop fortes, ou trop prolongées, du composé mercuriel précédemment administré. En effet on peut arriver au même résultat notamment pour le protoiodure, par des injections hypodermiques de sublimé en suspension dans de l'eau distillée, à la dose de deux à quatre milligrammes par jour.

En ce qui concerne le bichlorure, M. Stassano[1] a prouvé, par quelques expériences, que les globules blancs sont les agents exclusifs de son absorption et de son transport dans la circulation. Il resterait à déterminer sous quelle forme le bichlorure est éliminé de la sorte, ou à l'état naturel, ou à celui de composé organique ; mais on conçoit combien les recherches de ce genre seraient difficiles à réaliser en raison de la petite quantité de mercure entrant en jeu.

D'après les expériences que j'ai faites naguère je puis dire qu'il en est de même du calomel administré en injection intramusculaire. Si l'on recueille les urines d'un malade auquel on vient de faire une première injection de calomel, à partir de la deuxième heure après l'injection, et pendant tout une journée, on y remarque une quantité prodigieuse de globules blancs. Qu'on les sépare dans la mesure du possible, au moyen d'un mouvement de centrifugation imprimé par une turbine, on ne verra point le liquide qui les renferme à l'état de

1. STASSANO, *Élimination du mercure*. Bull. Acad. Sc., oct. 1898, p. 680-683.

grande concentration, impressionner le papier sensible au nitrate d'argent ammoniacal. Ce sera la preuve que ce liquide ne contient pas de mercure libre. Mais que l'on vienne à y faire passer un fort courant de gaz ammoniac, on le verra prendre une très légère teinte gris noir, et le papier sensible sera impressionné. Ce qui prouve bien que les leucocytes sont non seulement des agents actifs de l'élimination du calomel, mais encore qu'ils l'éliminent à l'état de protochlorure. L'expérience pourrait être plus nette avec de l'urine d'animaux, en raison des doses plus considérables de calomel qu'on pourrait injecter. Il ne faudrait pas que celles-ci fussent néanmoins assez fortes pour provoquer d'emblée des accidents d'hydrargyrisme, qui compromettraient l'expérience. Il sera possible d'ailleurs, avec les animaux, d'opérer comme le faisait Stassano, en injectant dans le péritoine des animaux servant à l'expérience, de l'eau stérilisée. Cette dernière se chargera d'une grande quantité de globules blancs, qui, traités comme je viens de le dire, impressionneront le papier sensible.

Dans le cas où la stomatite éclate brusquement, on constate que l'élimination du mercure par l'urine cesse presque complètement : les globules blancs y deviennent très rares et la teneur du liquide en mercure est à peu près nulle. L'élimination de cet agent s'est portée du côté de la bouche et de tout l'appareil digestif, car il est bien rare qu'une stomatite, éclatant soudainement, ne s'accompagne pas de troubles gastro-intestinaux plus ou moins profonds. Les sels mercuriels, ou même les gouttelettes infinitésimales du métal sont transportés par les leucocytes vers le rebord gingival, et déposés à l'extrémité des papilles, au voisinage immédiat des capillaires superficiels, ou restent fixés dans l'endothélium de ces vaisseaux. Là ils sont exposés à l'action du sulfocyanure de potassium et des autres sels que contient la salive, et qui, traversant par osmose l'épithélium gingival, les transforment surtout en sulfures ; cette transformation est facilitée par le contact de l'air. Il en résulte la destruction de l'épithélium et une vive irritation des vaisseaux dont les parois sont gonflées et la lumière rétrécie : le derme peut être lésé par points ou entièrement détruit, et la membrane fibro-muqueuse elle-même être atteinte dans les cas un peu graves[1]. A cette action nocive des phénomènes chimiques qui aboutissent à transformer le mercure et ses composés, s'ajoute celle des micro-organismes si nombreux dans la bouche et dont le traitement mercuriel seul, même sans qu'une stomatite éclate, favorise singulièrement la prolifération. Ce fait a été naguère mis en lumière par le Dr Risso[2], à la suite de recherches sur les micro-organismes de la bouche, chez dix-neuf malades du service du Prof. Campana. Le staphilocoque doré n'a été même trouvé que chez les sujets ayant reçu des injections mercurielles ; le staphilocoque blanc existait chez les mêmes et les sujets non mercurialisés. Les diplocoques, bacilles et streptocoques ont été rencontrés plus fréquemment aussi au cours qu'en dehors du traitement mercuriel. Lorsque les dents sont cariées l'inflammation de la bouche est encore plus vive[3] : les anfractuosités des dents sont un réceptacle permanent de colonies microbiennes très riches, et qui s'entretiennent d'autant mieux que les soins ordinaires de propreté sont impuissants à les atteindre ; la périostite alvéolodentaire complique souvent alors la gingivite.

On ne saurait attribuer une grande importance aux gouttelettes de mercure répandues dans l'air et qui, respirées, peuvent s'arrêter dans la bouche et se fixer dans l'interstice des dents ou le bord libre des gencives ; Merget leur attribuait à tort l'unique rôle dans l'apparition de la stomatite. Mais ce rôle, si tant est qu'elles en aient, doit être tout à fait secondaire. Si la formation et le dépôt de gouttelettes mercurielles sur la muqueuse gingivale ont été surtout observés, ainsi qu'une stomatite concomitante, à la suite d'inhalation de vapeurs émises à une haute température, il semble que la lésion doive être plutôt attribuée à l'absorption plus considérable du mercure, qui pénètre dans l'organisme en

1. Des lésions à peu près identiques ont été trouvées dans les gingivites saturnines par Ruge : *Liseré gingival des saturnins* (Deutsch. Archiv. für Med. 1897, LVIII, 2-3, p. 287 : *Anatomisches und Klinisches über den Bleisaum*).

2. C. Risso. *La bocca di quelli che fanno cure mercuriali.* Riforma med., oct. 1893, pp. 255 à 266.

3. Galippe. *Des gingivites septiques et en particulier de la gingivite mercurielle* (Bull. de la Soc. de stomat. 1890, p. 56.)

raison directe de la tension, et qui, y étant condensé, est transporté, sous forme de gouttelettes ou autrement, par la circulation, vers le bord libre des gencives et la muqueuse buccale.

Cependant le phénomène le plus ordinaire qui se produit après l'absorption de vapeurs émises à haute température, c'est, en même temps qu'une stomatite plus ou moins accentuée, la salivation. Il en est de même, après l'administration du calomel et du mercure éteint, administrés à doses réfractées. Lorsque le Dr Bonnet (de Lyon) voulait jadis obtenir une salivation rapide, sûre et abondante, chez un sujet en traitement, il faisait placer ce dernier, la tête recouverte d'une flanelle ou d'une serviette, au-dessus d'un fourneau rempli de charbons ardents ou d'une pelle rougie ; et, tandis que le patient se tenait la bouche ouverte, on projetait sur les charbons ou la pelle rougie, gros comme un pois de mercure. Habituellement, la salivation éclatait dès la deuxième fumigation.

Mais, pour expliquer ce phénomène, on en est réduit aux hypothèses. Comme pour la stomatite, Merget attribuait une grande importance aux gouttelettes mercurielles produites par la condensation des vapeurs, et leur dépôt dans la bouche et les voies respiratoires. Assurément, la présence d'un grand nombre de gouttelettes tapissant la muqueuse buccale, suffirait à expliquer une sialorrhée peu abondante, mais pas celle que produirait l'absorption de vapeurs émises à haute température, ou celle qu'on pourrait provoquer par l'administration du calomel à doses fractionnées. Ne faudrait-il pas y voir plutôt le résultat d'une excitation réflexe des nerfs des glandes salivaires produite par la présence dans la pulpe dentaire, d'une quantité de mercure (à l'état de métal ou de sel) susceptible de porter un trouble profond dans la formation de la dentine et, par suite, d'affaiblir la vitalité de la dent ? Je suis d'autant plus porté à admettre une telle hypothèse que chez une cardiaque, qui perdit plusieurs molaires très saines, à la suite d'un certain nombre de purgations de calomel, je trouvai, dans la pulpe des deux seules molaires examinées, une quantité notable de mercure. Il n'y avait pas eu chez cette malade de stomatite, mais seule-

ment, à deux ou trois reprises, un peu de salivation.
Le nerf dentaire inférieur ayant une anastomose avec
le lingual, dont une branche va innerver les glandes
sublinguale et sous-maxillaire, étant issu, comme l'auri-
culo-temporal, qui innerve en partie la parotide, du nerf
maxillaire inférieur, une excitation réflexe des branches
nerveuses se rendant aux glandes salivaires, me paraîtrait assez admissible. D'ailleurs la quantité minime de
mercure contenue dans la salive éliminée, ne permet
pas de supposer que ce liquide doive servir d'émonctoire principal du métal absorbé.

La stomatite et la salivation peuvent reparaître un
temps assez long, très long même quelquefois, après
une cure mercurielle, tout comme l'on voit des coliques
saturnines se manifester chez des ouvriers, des années
après qu'ils ont cessé de manipuler des sels de plomb.
Ces accidents tardifs ont été signalés à la suite d'une
cure d'eau sulfureuse, ou d'une cure d'altitude, ou de
l'influence du froid. J'en ai observé tout récemment un
cas très tardif chez un ancien condisciple, menant une
vie sédentaire, à la suite d'un exercice très violent de
bicyclette. Je lui avais fait prendre, il y a dix ans, de la
liqueur de Van Swieten à la dose de trois à cinq grandes
cuillerées par jour, pendant un mois. La dose pourtant
forte ne produisit alors aucun accident notable. A la
suite, dans le courant de la même année, furent prescri-
tes deux ou trois cures iodurées de vingt jours chacune.
Cette syphilis n'eut que peu de manifestations, qui ne
se reproduisirent plus, à partir de la seconde année.
Mais au mois de janvier dernier, après une très longue
course à bicyclette, a éclaté une salivation qui a duré
trois jours, assez abondante ; en même temps il s'est
produit une raucité de la voix très prononcée, et une
éruption indolente, rappelant, par son aspect, des plaques muqueuses au début, et occupant la partie postérieure du voile du palais, les piliers et l'isthme du
gosier. Cette éruption et la raucité de la voix ont cédé
en huit à dix jours à une cure iodée, suspendue aussitôt après la guérison.

Les auteurs se contentent de dire que le mercure,
comme le plomb, s'accumule dans les organes, ou bien,
dans les profondeurs de l'organisme. C'est un peu

vague. Et pourtant, la question mériterait d'être élucidée, en raison de certaines affections nerveuses précoces ou tardives attribuées à la syphilis et qui pourraient bien être souvent le fait du mercure. Je ne connais, dans cet ordre d'idées, que deux recherches, mentionnées dans la littérature médicale. L'une, relative au plomb, concerne un malade, ancien saturnin, syphilitique de quatre à cinq mois, mort des suites d'un traitement mercuriel. Bien que le malade n'eût eu de coliques saturnines qu'à trois reprises, et que la dernière atteinte remontât à un an, on trouva, à l'analyse, du plomb dans le cerveau, tandis qu'il n'en restait pas trace dans les reins. Les deux organes contenaient du mercure [1]. L'autre observation, qui rentre dans le cadre du sujet, est celle d'un matelot de 26 ans, admis le 11 avril 1833 à l'hôpital maritime de Toulon pour y être soigné d'une syphilis contractée « quinze jours auparavant ». Le malade absorba, depuis son entrée jusqu'au 8 septembre : 25 gros de cyanure de mercure dans un premier traitement et 91 cuillerées de liqueur de Van Swieten dans un troisième ; entre ces deux cures en fut instituée une par les frictions, qui exigea quatorze onces d'onguent mercuriel. A partir de la dernière date on prescrivit, à d'assez longs intervalles, différents traitements qui n'empêchèrent pas l'éclosion d'accidents graves, et en dernier lieu de manifestations nerveuses : accès épileptiformes, contractures, hémiplégie droite, avec affaiblissement des sens. Le malade mourut le 24 juin 1834, dix jours après l'apparition des dernières complications, *et neuf mois et demi après qu'on eut suspendu le traitement mercuriel*. L'analyse du cerveau fut faite par le chef des travaux chimiques, qui trouva, dans cet organe, du mercure à l'état de « chlorure ». Des fragments musculaires et osseux analysés en même temps n'en renfermaient aucune trace [2]. L'analyse systématique des différents organes,

---

1. BOUCHARD, *Accidents saturnins antérieurs; mercure, albuminurie, éclampsie, mort.* (Gaz. des Hôp. 1873. p. 528.)
2. REYNAUD (de Toulon), *Syphilis; plusieurs traitements mercuriels; mort. Mercure retrouvé à l'état de chlorure dans le cerveau.* Obs. lue à l'Acad. de Méd. le 16 févr. 1836. (Cf. Gaz. des Hôp. 1836, p. 83, et Arch. Gén. de Méd. 1836). Il n'est pas dit dans cette relation que le foie et les reins aient été analysés.

cerveau; moelle, reins, foie, chez des tabétiques ou des cérébraux traités antérieurement par le mercure permettrait seule de résoudre le problème ; je n'ai jamais eu l'occasion d'en faire, et ne peux que signaler ici l'utilité de recherches qui pourraient fixer un point bien intéressant de la science médicale.

*Mercure et sang.* — L'impression qui se dégage, lorsqu'on parcourt les travaux publiés à propos des effets du mercure sur le sang, répond à l'idée qu'on peut se faire de la thérapeutique mercurielle elle-même : ce ne sont qu'assertions contradictoires, ou, tout au moins, des divergences très accentuées dans les conclusions prises à la suite d'expériences bien conduites en apparence, et consciencieusement faites. Plusieurs expérimentateurs, imbus du préjugé que — le mercure est toujours le mercure, — ont comparé entre eux les résultats obtenus avec des mercuriaux divers, à différentes doses, parfois en faisant agir sur le même sujet et dans une même expérience jusqu'à trois composés. Il eût fallu, pour bien faire, prendre chaque substance séparément et comparer les résultats obtenus avec cette même substance à doses variées : infinitésimales, moyennes, fortes et toxiques. Plusieurs expériences sont à rejeter a priori, celles, déjà anciennes, de Polobetnov et celles de Blarez, sur les combinaisons du bichlorure avec l'hémoglobine ; elles sont très intéressantes en tant qu'expériences de laboratoire, mais elles supposent des conditions qui ne se réalisent pas dans l'organisme, et on ne saurait en tirer aucune conclusion valable. On a étudié aussi l'action du mercure sur les animaux, mais la plupart des expériences ont trait aux effets de l'administration de doses toxiques, (Gubler, etc.) Elles ont donc peu de valeur. Les seules sur lesquelles on pourrait faire quelque fond, sont celles de Schlesinger [1] : elles prouvent, ce qu'on a contesté à tort pour l'homme, que des doses infinitésimales de bichlorure, administrées à des lapins et à des chiens, ont fait accroître la richesse du sang de ces ani-

---

1. SCHLESINGER, *Exper. Untersuch. über die Wirkung... kleiner Dosen Quesks. auf Thiere* (Archiv f. exper. Pathol. und Pharm. Leipzig, 1881, p. 317).

maux, et en globules, et en hémoglobine. C'est ainsi qu'un chien a pu prendre, pendant un an, une dose quotidienne d'un milligramme de sublimé, sans inconvénient. Ce n'est qu'au neuvième mois que l'accumulation, ou seulement l'accoutumance au médicament, s'est manifestée par une diminution dans la richesse globulaire du sang, qui n'est pas cependant descendue au-dessous de la normale. Il ne faudrait toutefois pas attribuer aux expériences faites sur des animaux une importance plus grande qu'elles n'en comportent : d'une part, le nombre des globules du sang ne saurait, chez ceux qui vivent en liberté, être augmenté indéfiniment. D'autre part, il est fort possible que, même à ces faibles doses, le bichlorure s'accumule dans l'organisme. En tout cas, l'adipose assez accentuée qui a été constatée dans les sujets d'expérience du Dr Schlesinger, et qui est un signe d'affaiblissement des échanges organiques, est le résultat de l'*accoutumance* à la substance administrée. En somme, le mercure a agi comme certaines autres substances médicamenteuses, notamment l'arsenic, dont l'usage trop longtemps prolongé produit également de l'adipose[1]. Aussi les expériences de Schlesinger ne doivent-elles être acceptées qu'avec certaines réserves.

Les recherches déjà anciennes de Grassi et d'autres expérimentateurs, ont montré que les mercuriaux, tels qu'on les administrait avant 1860, avaient pour résultat d'amener assez vite, chez un homme sain, de la chloro-anémie ou cachexie. Ce phénomène se produit presque d'emblée par un traitement intensif. L'intoxication chronique par les sels mercuriels est bien connue, quoique le plus souvent les auteurs l'aient souvent attribuée, en fait, aux vapeurs du métal. Chez les

---

1. Avec des doses *thérapeutiques*, administrées d'une façon continue, c'est-à-dire avec des doses entraînant sans conteste accumulation du médicament dans l'organisme, on produirait des modifications profondes de certains organes, notamment de la stéatose du foie. Anatomiquement cette stéatose présente à peu près les mêmes caractères, qu'elle soit produite par les mercuriaux, l'arsenic ou le phosphore. Son mécanisme n'a pas été élucidé, mais on ne peut raisonnablement l'attribuer qu'à deux causes : présence prolongée du médicament dans l'organe, et phénomènes thermo-chimiques provoqués par son élimination. L'intoxication chronique par des substances non métalliques, telles que l'alcool, est susceptible de la produire également.

syphilitiques, ils produisaient un effet tout opposé, du moins au début d'un traitement, et cet effet se maintenait un temps plus ou moins long. Quant à l'hydrargyrisme qui finissait par les atteindre à la longue, ou par suite de la continuation des doses, c'était un phénomène souvent voulu des médecins, et entrant dans le cadre du traitement, comme jadis la salivation. Aujourd'hui, les doses étant encore trop fortes et se prolongeant trop longtemps, on arrive au même résultat. D'après le Dr Thiry, l'usage prolongé des injections hypodermiques aboutirait parfois à des phénomènes généraux de débilitation, de misère physiologique même, que ne provoquent pas les autres méthodes. Il semblerait pourtant illogique chez un sujet atteint déjà d'une infection débilitante par elle-même, d'instituer un traitement vis à vis duquel l'organisme manifeste rapidement son intolérance.

Les expériences rapportées au chapitre précédent montrent que les vapeurs mercurielles émises à basse température, ont eu pour effet de maintenir le sang des animaux qui en ont été l'objet, dans son état normal, en dépit des conditions hygiéniques défectueuses (absence de grand air et de liberté) dans lesquelles étaient placés les sujets. Il n'y a guère d'observations de ce genre se rapportant à des syphilitiques, que celles de Koslowsky et de Keyes[1], mais elles sont sujettes à des critiques trop graves et n'ont point, par suite, une valeur suffisante.

En ce qui concerne les effets du mercure et des mercuriaux sur le sang des syphilitiques, on peut tirer des travaux publiés, en n'y prenant que les expériences faites avec le plus de rigueur scientifique, de précieuses indications, et des conclusions pratiques. Il convient cependant de faire observer, d'une manière générale, que souvent on n'a pas tenu compte des circons-

---

1. Koslowsky, *Influence du mercure sur la morphol. du sang.* (Wratsch, 1894, XXI, p. 458). — Keyes, *The effect of the smal doses of mercury in modifying the number of the red blood corpuscles, etc.* (1876, The Am. J<sup>al</sup> of the med. sc.) Je ne ferai que mentionner celles que le D<sup>r</sup> Galliard a publiées dans son travail : *Action du mercure sur les anémies syphilitiques.* (Arch. gén. de Méd., 1885, t. II, p. 527). Cet auteur fait intervenir jusqu'à trois composés mercuriels différents pour la même expérience, de sorte qu'il est impossible de déterminer la part d'action de chacun d'eux.

tances dans lesquelles on a opéré, ni des variations qui peuvent survenir dans le sang, en dehors de toute cause thérapeutique. Ainsi, la richesse globulaire chez l'homme sain est différente, suivant qu'on examine le sang d'un rural ou d'un citadin ; la différence est plus accentuée encore pour l'hémoglobine, dont la richesse peut varier de 12.5 à 14.5 p. o/o. Chez les ouvriers qui travaillent dans un air confiné, les gens aisés restant chez eux la plus grande partie du jour, la proportion peut baisser à 11.5 et même au-dessous, pour remonter par le seul exercice, l'air, la campagne, la lumière, de 0.6 à 1 p. o/o. Chez la femme, la quantité normale d'hémoglobine n'est guère que de 11 à 12.05 p. o/o, et elle s'abaisse dans l'état de grossesse, la santé demeurant bonne, à 8.35 p. o/o ; si des troubles gastriques viennent se surajouter à la grossesse, ce chiffre peut aller à 6.8 et même 6.2 p. o/o, et la capacité respiratoire baisser à 130 ou même 100 cmc.

Chez un syphilitique vivant à la campagne, et un autre hospitalisé dans une ville, l'abaissement des éléments globulaire et hémoglobinique du sang aura lieu également, mais la déperdition sera infiniment plus accentuée pour le malade hospitalisé. Peu d'observateurs ont tenu compte du régime.

Les accidents de mercurialisme éclatant brusquement, ont un retentissement fâcheux, en général, sur la richesse globulaire du sang, à l'exception toutefois des diarrhées abondantes, qui semblent l'augmenter. Mais ce phénomène, très passager, se comprend très bien par suite de la déperdition considérable de liquide que subit l'organisme.

Ces remarques faites, et elles sont loin d'être complètes, voici les conclusions que l'on peut tirer des expériences et observations qui prêtent le moins à la critique, celles de Wilbouchevitch, prof. Stoukovenkoff (de Kiew), Traversa, E. Robin, Conte, Gaignières [1], etc.

---

1. WILBOUCHEWITCH, *Influence des préparations mercurielles sur le sang.* (Arch. de Physiol., 1874, p. 509-538). — CASPARY (Deutsch. med. Wochensch 1878, nᵒˢ 23 à 25, et 1879, p. 192). — E. ROBIN, *Infl. du trait. merc. s. la richesse glob. du sang.* (Th. Paris 1880, p. 23-35). — CONTE, *Trait. de la syph. par les inj. d'oxyde jaune* (Th. Bord., 1890, p. 36 à 41). — STOUKOVENKOFF et SÉLÉNEFF, *Contrib. à l'étude de la chloroanémie sy-*

1° *Traitement par ingestion* (protoiodure et sublimé) : pendant les premiers temps de l'administration du remède, il y a augmentation des globules rouges et légère diminution des globules blancs, et le sang redevient normal vers le 20e ou le 25e jour. La prolongation du traitement amène une déperdition globulaire qui se produit dès que le taux a atteint un maximum variable suivant les sujets, et peut descendre à la moitié du chiffre normal ou à moins encore. La suspension seule du traitement suffit pour que le nombre des globules et la proportion de l'hémoglobine se relèvent. On voit l'erreur thérapeutique commise par les classiques et les partisans de la méthode par extinction, en prolongeant le traitement des mois entiers.

2° *Traitement par les injections* de composés, soit solubles ou solubilisés, soit insolubles (bichlorure ou peptonate, benzoate, oxyde jaune) : les choses se passent comme pour les mercuriaux ingérés, avec un effet plus accentué et plus prompt toutefois; le chiffre maximum atteint par les globules, une fois le traitement institué, se montre, pour les composés solubles, vers le 16e jour, et pour les autres, au moment de la troisième injection, sensiblement à la même époque. La marche ascendante de l'hémoglobine n'est pas parallèle à celle des globules rouges : celle-ci se fait graduellement; celle-là, au contraire, après être restée longtemps stationnaires, atteint brusquement son maximum en trois ou quatre jours, en même temps que les globules rouges atteignent leur chiffre le plus élevé.

On a dénié aux très petites doses de mercuriaux, protoiodure, bichlorure et autres, toute action marquée sur l'anémie syphilitique. Cependant, les expériences de Keyes, relatives au protoiodure, prouvent que ce composé a une action bienfaisante, même à très faibles doses. L'auteur a conclu aussi que le mercure, long-

*philitique et mercurielle* (Ann. de Derm. et Syph., 1892, p. 924; et Med. Obozr., 189∜). — Neumann et Konried, (Wien. klin. Wochensch. 1893, n° 19). — Traversa, *Azione dei prep. merc. sul conten. glob. ed emogl. del sangue* (Giorn. d. Ass. Nap. de Med., 1893, p. 611). — W. Reiss, *Ueb. die im. Verlaufe der Syph. vork. Blutver. wie Bezug auf die Therap.* (Arch. f. Derm. u. Syph , 1895). — Justus, (Wirchow's Arch 1895 et 1897 et Brit. Journ. of Derm., févr. et mars 1897). — Gaignières. *Injections d'huile grise,* (Th. de Paris, 1897, p. 13).— Hayem, *Du Sang,* 1889, p. 924, etc.

temps continué, augmente le nombre des globules.
Cela n'a rien de surprenant, car il débutait par deux
doses quotidiennes d'un quart de grain l'une, après les
repas, avec augmentation de la dose totale d'un quart
de grain tous les quatre jours, pour redescendre à
celle de deux quarts, au moindre signe de fatigue de
l'estomac.

Le bichlorure, essayé contre la chloro-anémie essentielle par Almès[1], à des doses infinitésimales, un ou
deux milligrammes par jour, avait donné d'excellents
résultats, et son emploi put être continué de longs
mois, avec de courts intervalles de repos de cinq jours
chaque mois. Ces doses infimes, donnent aussi d'excellents résultats dans l'anémie syphilitique, comme j'ai
pu m'en convaincre, et contre la syphilis elle-même.
Déjà, Liégeois avait observé que le bichlorure, injecté
à la dose de 4 à 6 milligr. par jour, non seulement
guérissait les poussées secondaires généralisées en 30
à 37 jours, mais que les récidives étaient moins fréquentes qu'avec les doses employées couramment alors[2].

Dans ces conditions il a incontestablement une influence heureuse sur le sang, mais il faut savoir patienter,
car cette action ne se manifeste très sensiblement qu'à
partir de la douzième ou quinzième dose. Contrairement
à Almès, j'ai fait prendre ce médicament, le matin à
jeun, à la dose d'un demi à un, ou même parfois deux
milligrammes. Dès le quinzième jour, l'augmentation
du nombre de globules rouges s'accentue, et le maximum est atteint du 25e au 30e[3].

Les effets du sublimé à petite dose sur le sang chez

1. ALMÈS, *Note sur le sublimé employé comme reconstituant.* (Union
méd. 1869, t. II, p. 158.)
2. Les expériences de Liégeois furent faites à l'hôpital de Lourcine eu
1867, et sont rapportées en partie dans la thèse de Piquand (Paris, 1868).
Liégeois avait noté que les injections agissaient plus rapidement chez les
sujets déjà mercurialisés par un traitement interne, particularité bien re-
marquée pour l'iodure de potassium. (V. aussi Ann. de Derm. 1869, t. II,
et Bull. de la Soc. de Chir. 1869.)
Barclay fit à la même époque des expériences sur les effets du mercure
à la dose plus faible encore de 1 milligramme chez les individus atteints
de syphilis. Il dit en avoir obtenu de bons résultats. (Lancet, mai 1866.)
3. En continuant l'administration du bichlorure pendant un an, avec
repos de dix jours chaque mois, et en la faisant suivre, au bout de ce
temps, d'une à trois cures iodurées faibles, de vingt jours chacune, on
arrivera à guérir fort bien la syphilis d'une manière définitive chez un
sujet bien constitué de par ailleurs.

les chloro-anémiques se font sentir dès le deuxième jour, et cette action peut se produire avec des doses plus fortes que celles qu'employait Almès, un centigramme, par exemple, à l'un quelconque des repas. J'ai trouvé que l'augmentation des éléments figurés rouges était en moyenne de 50 à 60,000 par jour dans certaines expériences que j'ai faites; il s'est produit en même temps une amélioration notable de l'appétit et des forces musculaires.

Dans tout ce qui précède j'ai envisagé surtout les variations que peut subir le sang dans sa richesse en globules rouges. La syphilis n'est pas non plus sans exercer une influence marquée sur le nombre et surtout la proportion entre les différentes formes des globules blancs. Dans le sang normal, il y aurait, d'après les récentes recherches de Jolly [1], 60 p. o/o de polynucléaires, 36, 3 p. o/o de grands et moyens monomucléaires, et 3, 7 p. o/o de petits mononucléaires, lymphocytes et éosinophiles. La quantité totale varie, sous l'influence de causes inconnues, chez l'homme en bonne santé ; néanmoins il y a une certaine constance entre les proportions de ces différentes formes. Il est à noter que, dans un état fébrile quelque peu accentué, il y a augmentation à peu près constante du chiffre des globules à noyau polymorphe ; de plus, chez le vieillard, la proportion des globules polynucléaires est plus forte, tandis que chez le nouveau-né il y a prédominance remarquable des mononucléaires.

Dans le sang d'un syphilitique, on voit le nombre total des éléments figurés blancs augmenter, quoique faiblement ; mais c'est surtout dans la proportion de ces éléments entre eux que l'on peut constater des changements très notables : les polynucléaires éprouvent une diminution considérable ; les lymphocytes sont au contraire considérablement augmentés, au point, parfois, de surpasser en nombre les précédents, tandis que le chiffre des mononucléaires reste sensiblement le même.

Le mercure exerce également une action sur les glo-

---

1. JOLLY, *Rech. s. la val. morphol. des diff. types de glob. bl.* (Paris, 1898, Extr.)

bules blancs, ainsi qu'il résulte des recherches et expériences de Conte, Kuperwasser, Koslowsky, Ga-Gentil[1]. Chez les sujets bien portants, aux doses thérapeutiques employées, qu'il s'agisse de frictions ou de mercuriaux, le nombre des polynucléaires (ou éléments vieux) diminue, tandis que celui des lymphocytes (ou éléments jeunes) éprouve un accroissement considérable. Chez les syphilitiques c'est tout le contraire qui a lieu : les éléments jeunes diminuent, tandis que les globules polynucléaires augmentent. Et, remarque importante, faite par le Dr Kuperwasser, chez les syphilitiques qui avaient subi un traitement ne datant pas de plus de quatre mois, la formule change pour devenir celle des sujets bien portants. Ce qui semble indiquer qu'il est tout au moins inutile de continuer l'administration du mercure au-delà de certaines limites, si l'on ne veut pas compromettre le succès final.

*Mercure et Microbes.* — Les théories microbiennes ne pouvaient manquer d'être appliquées à la syphilis, et avoir un retentissement sur la thérapeutique mercurielle. Comment ne pas employer des substances telles que le bichlorure, signalé par les recherches de Dareste, de Tarnier et de Wignal, comme l'un des plus puissants parmi les agents microbicides ? Et cette théorie, scientifiquement vraie, a engendré, comme beaucoup d'autres, de véritables abus : il me suffira, pour n'être pas taxé d'exagération, de citer le trop grand nombre de morts survenues à la suite d'injections intra-utérines de sublimé. On a poursuivi le microbe et mis le patient à mal.

Comme l'a très justement fait observer le Dr Robin[2], c'est une grosse erreur d'avoir attribué une place prédominante aux substances mercurielles sur la foi solide des expériences de laboratoire : en thérapeutique, le dernier mot doit être à la clinique. Et il montre, par

1. CONTE, *Op. cit.;* — KUPERWASSER, *Réaction du sang au mercure chez les syphilitiques.* (Arch. des Sc. Biol. de Saint-Pétersbourg, 1898. p. 325 à 337) ; — GA dit GENTIL. (Th. de Lyon, 1898). *Trait. de la Syph. par le calomel, et action sur les leucocytes;* — KOSLOWSKY. (Th. de Saint-Pétersbourg, 1894.)

2. ROBIN, *Antisepsie interne* (Bull. Acad. méd. 1892, t. V, p. 227-239.)

l'exemple d'une malade qui, en 36 jours, avait pris
1 gr. 70 de sublimé et n'en mourut pas moins d'une
pneumonie streptococcique, aussitôt après, que l'antisepsie interne est un vain mot. Dujardin-Beaumetz
avait également été frappé de ce fait, à l'hôpital Cochin,
que les malades atteints de fièvre typhoïde, venant de
l'hôpital voisin (H. Ricord), après avoir subi un traitement mercuriel rigoureux, présentaient des formes très
graves de dothiénentérie, à ce point que tous ou presque tous succombaient.

La méthode d'antisepsie interne qui consiste à satu-
rer l'organisme du mercure, n'est donc pas applicable
à la thérapeutique, si vraie qu'elle puisse paraître au
point de vue scientifique. Nous avons vu plus haut
que, indépendamment de tout accident de mercurialisme, les micro-organismes de la bouche se dévelop-
pent mieux et sont en plus grand nombre chez les
sujets mercurialisés. A défaut de constatations cliniques, l'expérimentation a prouvé que le bichlorure, si
puissant antiseptique *in vitro*, est loin d'être aussi actif
dans l'organisme, et qu'il l'est même moins que d'autres antiseptiques doués d'une action moindre *in vitro*.
Je rappellerai en quelques mots les expériences du
Prof. Bouchard [2].

Soient trois lapins, A, B, C, vaccinés contre la maladie pyocyanique, que l'on injecte à deux reprises : A,
avec du sublimé ; B, avec de l'arséniate de soude, et C,
avec du sulfovinate de quinine ; à tous trois, aussitôt
après la deuxième injection, on introduit sous la peau
une cellule de Ziegler, contenant dix gouttes de cul-
ture du bacille pyocyanique. L'examen microscopique
effectué six heures après, montre de la diapédèse chez
les trois lapins, moins marquée chez le lapin A, dont
la cellule a également moins de leucocytes renfermant
des bacilles. La différence la plus grande, cependant,
c'est que chez le lapin A, les bacilles libres sont infiniment plus nombreux que chez les deux autres. La cul-
ture obtenue avec l'exsudat, prélevé sur A, a été trois
fois plus riche qu'avec l'exsudat prélevé sur les deux
autres. (Expér. XXX.)

1. Bouchard, *Les microbes pathogènes*, p. 194.

Une opération semblable est faite sur deux lapins, dans les veines desquels on injecte du bichlorure (lap. M), et de l'arséniate de soude (lap. A), à la même dose. Le soir de la deuxième injection, le lapin M est mourant ; et, la cellule retirée, on trouve très peu de leucocytes, des bacilles en quantité énorme, et pas de phagocytose apparente. Chez le lapin A, très abattu, il y a moins de bacilles que chez l'autre, et, en plus, de la phagocytose.

Ces expériences prouvent que le mercure, loin de favoriser la phagocytose, l'empêche de se produire, et que les microbes ne sont nullement incommodés par la présence du médicament dans l'organisme, même à forte dose. Le prof. Koch a d'ailleurs prouvé, par des expériences très concluantes, que la mercurialisation n'empêche nullement le charbon de se développer chez les animaux.

Faudra-t-il donc admettre que le mercure a une action antitoxique d'ordre purement chimique, résultant de la propriété qu'il aurait de neutraliser les toxines syphilitiques ? Les constatations cliniques faites par Dujardin-Beaumetz sembleraient prouver le contraire, bien que telle soit l'opinion de certains syphiligraphes comme Sigmund et Finger. De fait, les expériences de Boek, qui a toujours échoué dans les inoculations qu'il a faites avec un mélange d'une goutte de pus syphilitique et d'une goutte de solution sublimé au dix millième, paraissent leur donner raison. Mais ces expériences, qui datent d'une époque où la valeur de certains accidents et leurs rapports avec la syphilis n'étaient pas bien déterminés, auraient besoin d'être refaites. D'ailleurs on connaît l'affinité très grande du sublimé pour toutes les substances organiques, au contact de l'air surtout, et le virus pouvait bien être détruit avant même d'être inoculé : il y a toujours la question de savoir si ce qui se passe *in vitro*, a également lieu dans l'organisme. On sait aussi qu'un sujet, pour être mercurialisé, n'en est pas moins apte à contracter la syphilis, quoi qu'en aient pu dire certains auteurs, partisans par trop intéressés du mercure. J'aurai à citer dans le chapitre du traitement un fait curieux qui le prouve bien.

A défaut, on pourrait s'en tenir à l'action des substances antiseptiques sur les diastases toxiques. Comme on l'a surabondamment prouvé, cette action est assez faible et ce ne sont pas les antiseptiques les plus puissants dont l'action est la plus marquée[1]. Les recherches de Trayer, relatives à l'action des solutions normales de quelques substances antiseptiques, sur les ferments solubles, ont établi que les fermentations diastasiques sont en général retardées, sans toutefois être entièrement abolies, et ce retard varie suivant le ferment considéré et l'antiseptique employé[2].

Il paraît donc impossible d'après tous ces faits, et d'autres de même genre, de faire du mercure un spécifique de la syphilis, si on considère cette dernière comme une maladie microbienne et infectieuse.

*Conclusions générales*. — La première conclusion à tirer de cette étude sur le mercure et les mercuriaux, c'est que l'emploi de ces substances est actuellement encore abusif, eu égard au moment de l'administration (traitement précoce), abusif quant à certains modes de son administration (injections de produits insolubles), abusif en tout cas par rapport aux doses et à la durée de l'administration. Des recherches assez récentes ont montré que des doses minimes de mercure, sous une forme convenable, donnent d'excellents résultats contre les accidents secondaires : c'est le cas des sels solubilisés, des chloro mercurates de soude et benzo mercurates d'ammonium, administrés par la voie hypodermique, et de l'iodo-mercurate de potasse, à prendre par la voie stomacale. Leur solubilité plus grande que celle des sels simples et leur stabilité relative permettent à l'organisme de les éliminer plus facilement. Il faudra se baser, pour les doses, sur l'élimination urinaire qui ne va guère qu'à 6 ou 8 milligr. par jour[3], et ne

1. G. POUCHET, *Cours professé à la Fac. de Paris* (Annales d'hygiène 1896.)
2. TRAYER, in Arch. de Physiol., oct. 1898. — On pourrait encore citer les recherches de Bial, relatives à l'action du chlorure de sodium sur les ferments, et celles de Garnier et Lambert, qui traitent de l'action de la même substance sur l'activité cellulaire ; mais l'étude de ces faits nous entraînerait trop loin (Cf. Bial, iu Arch. f. exper. Pathol. u. Pharm. Bd. XXVIII, et Garnier et Lambert, in Arch. de Physiol., Juillet 1898.)
3. P. STOUKOVENKOFF, *Op. cit.* — BALZER et KLUMKE, *De l'élimination urin. du mercure* (Rev. de méd. 1888.) — Peut-être voudrait-il mieux ne

jamais dépasser celle qui correspond, pour tel ou tel sel double, à 1 centigr. du composé simple dont il provient.

Le fractionnement des doses, pour le sublimé notamment, augmente la puissance curative de ce composé, ainsi que l'a reconnu le docteur Brocq. « Il nous est souvent arrivé, dit ce dernier, de prescrire de cette manière, *vingt grammes par jour, en quatre ou six fois, de liqueur de Van Swieten* (soit 15 milligrammes de bichlorure par jour) *à des syphilitiques qui prenaient antérieurement, par jour, sans résultat appréciable, deux, trois et même quatre pilules de bichlorure de 1 centigramme chacune*, dose bien plus forte, et de voir leurs accidents disparaître relativement vite, en huit à quinze jours, sous l'influence de cette médication. » On ne provoque pas de la sorte d'intolérance stomacale, et l'action curative du composé absorbé devient aussi brillante à peu de chose près que celles des injections de composés insolubles, sans en avoir les graves inconvénients.

On paraît croire, c'est du moins l'opinion de nombre d'auteurs, que le mercure agit en raison directe de la quantité qu'en renferme l'organisme, et notamment le sang. Mais cette hypothèse se concilie difficilement avec le fait habituel de l'accumulation du médicament, accumulation qui devrait inévitablement amener la disparition des accidents contre lesquels on administre le mercure, et cependant ne coïncide pas régulièrement avec leur guérison. Il arrive souvent même qu'une lésion syphilitique ne disparaît point malgré l'absorption continue d'un composé mercuriel ; si alors on administre un autre médicament tel que l'iodure de potassium, sous l'influence de l'excitation produite par ce dernier dans l'activité des échanges intra-organiques, la lésion restée stationnaire jusque-là disparaît avec

pas même atteindre la limite extrême, ou seulement moyenne, de l'élimination urinaire du mercure, car dans ces limites le sang peut être, à la longue, défavorablement influencé. Du moins le Dr Lindstroem (de Kiew) a-t-il calculé que la dose de benzoate mercurique (en réalité du chloromercurate de sodium) à administrer en injections intraveineuses ne doit pas dépasser 0,005 milligr. par jour, sous peine de produire, à bref délai, une altération sensible des globules sanguins. (C. R. du XIIe congrès intern. de Méd., t. IV, IIe partie, p. 86-105.)

une rapidité surprenante, pendant que le taux d'élimination du mercure augmente considérablement, comme
l'a jadis démontré Melsens [1]. J'ai pu constater que
cette élimination augmente aussi très sensiblement,
quand on traite, comme le faisait Liégeois, au moyen
d'injections sous-cutanées de très faibles doses de
sublimé corrosif (4 milligrammes en deux fois), un
sujet déjà mercurialisé par une médication interne, au
protoiodure. Il semble résulter de là que le mercure
n'agit qu'en raison de l'abondance de son élimination,
et que cette dernière a souvent besoin d'être provoquée,
surtout lorsque des accidents d'hydrargyrisme ou
d'autres causes l'ont fait baisser sensiblement.

Le fait de l'amélioration d'une lésion par l'administration, consécutivement au mercure, d'agents tels que
l'iodure ou même le simple changement du composé
mercuriel, est bien connu des syphiligraphes, quoiqu'on
n'ait jamais su l'expliquer. Ce qui tendrait encore à
montrer que plus la quantité de mercure éliminée est
grande, et plus aussi son action sur les lésions syphilitiques est accentuée, c'est la différence, au point de vue
du résultat obtenu, entre deux injections de calomel
par exemple, faites, l'une dans le tissu cellulaire hypodermique, l'autre dans l'épaisseur d'un muscle. Cette
dernière aura une action bien plus puissante, mais l'élimination du mercure (par l'urine) sera aussi beaucoup
plus accentuée qu'avec l'injection simplement hypodermique. En allant au fond des choses, l'élimination
plus abondante du mercure signifie que l'activité des

---

1. MELSENS, *Mém. sur l'empl. de l'iodure de potassium pour combattre
les affections saturnines et mercurielles* (Ann. de chimie et de phys.,
1849). Lorinser, dans son *Mercur und Syphilis* (1858) ne cite pas Melsens,
dont du reste Kleczinsky avait introduit le travail comme une nouveauté
dans son *Compendium der Biochemie* (Wien, 1856, Bd II). L'opinion de
Melsens a été combattue par quelques auteurs, notamment Welander,
Michalowsky et Souchart. Mais ces derniers ne se sont point placés dans
les mêmes conditions d'expérimentations que Melsens. Outre que l'augmentation varie avec les composés mercuriels employés précédemment à
l'iodure, et même est le plus souvent nulle après les frictions, il faut que
le taux de l'élimination au moment de l'administration de l'iodure soit
sensiblement descendu au-dessous de la moyenne normale. J'ai en vue ici
bien entendu l'élimination urinaire, que les accidents d'hydrargyrisme
peuvent annihiler à peu près complètement, et que l'accoutumance au
mercure, ou tout autre cause inconnue, peuvent abaisser d'une façon très
sensible.

échanges organiques se maintient ou est augmentée, et qu'on peut entraver ce bon fonctionnement par les doses intempestives de composés mercuriels ou leur administration défectueuse.

L'action des mercuriaux sur le sang montre également que les doses ne doivent pas être trop longtemps prolongées. L'accoutumance au médicament et l'accumulation de ce dernier dans l'organisme devront être évitées avec soin, dût le résultat immédiat être moindre, car c'est le seul moyen de lui conserver toute sa force et son énergie. Encore y aurait-il lieu de tenir compte, au point de vue des effets sur le sang et l'état général des syphilitiques, des substances absorbées, par la voie hypodermique ou la voie stomacale, en même temps que les sels mercuriels[1]. Les véhicules gras eux-mêmes qui servent à dissoudre ces sels ou à les tenir en suspension (huile d'olive, vaseline liquide) ne sont pas non plus sans exercer une action bienfaisante sur l'organisme et contribuent dans une certaine mesure à la guérison des lésions.

Le mode d'action du mercure ne répond point aux théories médicales actuellement admises sur les maladies infectieuses. Ce qu'on peut affirmer, c'est que sous quelque forme que ce soit, il n'est point un médicament spécifique. L'action bienfaisante qu'il exerce sur la syphilis tient uniquement à ce qu'il accroît l'activité des échanges intra-organiques. Les observations d'Almès, mentionnées plus haut, de chloro-anémiques guéries par l'usage prolongé de sublimé, administré à doses infimes, l'action manifeste de ces doses sur l'état du sang, semblent le démontrer. Mais ce n'est pas seulement contre la chloro-anémie qu'on l'a vu donner de bons résultats. Sans parler de la salivation, envisagée en elle-même et indépendamment de la syphilis, comme moyen thérapeutique, et qui est bien connue quoique de moins en moins pratiquée, il suffit de parcourir certains ouvrages anciens, et surtout les périodiques de médecine, pour voir qu'il n'est pour ainsi dire pas

---

1. C'est notamment le cas du produit récemment recommandé par le Dr Chéron, sérum bichloruré, dans lequel il entre de l'acide phénique et du chlorure de sodium, éléments qui augmentent incontestablement l'activité cellulaire.

de maladies, même la rage, contre lesquelles on n'ait employé, souvent avec succès, tel ou tel composé hydrargyrique, et plus particulièrement le sublimé[1]. Ce dernier composé a été récemment encore essayé dans certaines affections, telles que le mal de Bright, le diabète, etc. Et même il a pu venir à bout de certaines formes de glycosurie, qu'un régime des plus rigoureux avait été impuissant à modifier. Les observations publiées naguère par le Dr Mayer (de New-York) sont en effet des plus probantes[2]. J'ai déjà mentionné les affections si disparates classées jadis dans la syphilis, et contre lesquelles on a pu noter bien des fois les heureux effets d'un traitement mercuriel prudemment administré.

Il n'est pas rare d'ailleurs de voir des accidents de nature incontestablement syphilitique résister au mercure, comme d'autre part ce médicament, sous telle ou telle forme peut guérir des éruptions simples et non spécifiques. Et cependant cela n'empêchera nullement les syphiligraphes d'arguer, contrairement à toute logique, dans les cas embarrassants pour le diagnostic, du brocard bien connu : *naturam morborum ostendunt curationes*. « N'est-ce pas un non sens, écrivait Cazenave en 1843, que cette méthode qui fait du traitement un moyen d'arriver à connaître la nature de la maladie, alors qu'il faut au contraire arriver, par le diagnostic, au choix d'une thérapeutique rationnelle ? » A ce

---

1. Lentin conseille le sublimé contre le rhumatisme articulaire aigu, et surtout le chronique (*Memorab. circa aerem et morbos...* 1779, p. 123 et Hufeland's J^al, Bd I, Hft 2). Son exemple fut suivi par de nombreux médecins, Wedekind, Kluge, Fleischmann, Kirchner, etc. Citons parmi les contemporains illustres ayant professé la même opinion, le prof. Trousseau.

2. Dr MAYER. *A prelim. report from clinic. of the successfull reduction of sugar in the urine*, etc. (Med. Record, 10 déc. 1898). La substance employée était du sublimé à la dose de 0,005 milligr., 3 fois par jour, au début, *après les repas*, pour aller progressivement à un centigr. et baisser de nouveau à la fin de la cure. Le Dr Campbel-Black, prof. à l'Anderson medical College de Glascow, a employé au contraire un iodomercurate de potasse, avec excès d'iodure de potassium, contre la néphrite, suivant une formule assez voisine de celles de Gibert et Ricord, rajeunies par le prof. Pinard, et il en a obtenu d'excellents résultats.

Il y aurait sans doute lieu de se demander comment certains accidents ne disparaissent qu'au moment où éclatent des accidents de mercurialisme ; mais le mécanisme de cette action spéciale, comme celui des effets d'une maladie fébrile intercurrente sur des manifestations syphilitiques, n'a pas été quant à présent élucidé.

compte, on devrait classer comme étant d'origine syphilitique, toutes les affections qui sont susceptibles
d'être guéries ou améliorées par le mercure. Il ne faut
pas moins condamner non plus l'opinion que, chez un
sujet qui présente des symptômes syphilitiques incontestables, toutes les lésions qu'il porte sont de la syphilis.

En somme, le mercure et les composés divers forment
une série de médicaments la plupart très puissants, et
qui sont loin de produire tous les mêmes effets généraux
et locaux. Employés convenablement, ils exercent une
action excitante sur le mouvement des échanges nutritifs
de l'organisme, et c'est sans doute là tout le secret de
leur action dans la syphilis, comme dans les autres
affections où leur emploi a été suivi de succès. Faudra-
t-il admettre avec tous les syphiligraphes que, en dehors
de cette action générale, ils en aient une spéciale sur
les lésions provoquées par la vérole ? Le Dr Justus
(de Budapest) a cherché à le démontrer récemment
encore, s'appuyant, pour baser son affirmation, sur la
présence du mercure sous forme d'albuminates dans
les cellules plasmatiques et les espaces lymphatiques
des efflorescences syphilitiques [1]. Mais outre le fait de
l'accumulation invoqué plus haut, qui ne coïncide pas
souvent avec la guérison ou l'amélioration marquée
des accidents spécifiques, il semble, d'après les recherches entreprises par M. Stassano sur l'élimination du
bichlorure, et celles que j'ai faites moi-même au sujet
du calomel, que les globules blancs soient les agents
exclusifs de cette élimination. Rien ne prouve encore
que le mercure pénètre en quantité suffisante dans les
cellules géantes et les plasmazellen et s'y fixe, tant
est grande l'antipathie de toute cellule vivante pour les
composés mercuriels. La prétendue transformation en
albuminates, admise par le Dr Justus, après beaucoup
d'autres, est une pure hypothèse. Il est fort possible, cependant, que les particules des sels mercuriels, arrivant
au niveau des lésions, aient une tendance plus marquée

1. JUSTUS, *Comment est-ce que le mercure agit dans la syphilis* (C. R.
de la Sect. de Dermat. et Syphil. du XIIIᵉ cong. int. de Méd. p. 555), et
*Die Action des Quecksilbers auf das syph. Gewebe.* (Arch. f. Derm. u.
Syph. LVII, 1-2.)

à subir, sous l'influence de l'air extérieur, des transformations dont les effets thermochimiques provoqueront
consécutivement une réaction plus grande des cellules
ambiantes. Mais l'action des mercuriaux sur l'organisme en général suffit à expliquer la guérison des
accidents locaux, guérison dont le mécanisme intime
nous échappera peut-être longtemps encore. Il est un
fait connu, c'est que les individus porteurs de lésions
cutanées étendues, tolèrent des doses de certains médicaments beaucoup plus fortes qu'ils ne le pourraient à
l'état normal, et cela a été noté surtout pour l'iodure de
potassium administré à des eczémateux, le médicament
étant éliminé plus facilement et en plus grande quantité par cette voie extraordinaire. J'en ai fait moi-même
l'expérience pour quelques mercuriaux (bichlorure et
calomel) sur des sujets atteints d'eczémas suintants
chroniques, qui ont été très heureusement et très rapidement modifiés, la tolérance pour ces médicaments
diminuant, ainsi que l'élimination, à mesure de l'amélioration du mal.

Comme dernière conclusion, je dirai que tout médicament qui peut exercer sur l'organisme des effets
semblables à celui des mercuriaux à très petites doses,
ou des mêmes médicaments à fortes doses, sans en avoir
les inconvénients souvent graves, aura également une
action bienfaisante sur la syphilis, curative même, à
plus ou moins longue échéance. Je me propose d'ailleurs
de traiter plus spécialement ce point dans le chapitre
suivant, où je parle du traitement qui, depuis douze ans,
m'a donné des résultats aussi heureux qu'inespérés.

# CHAPITRE IV

## TRAITEMENT DE LA SYPHILIS

Traitements classiques de la syphilis : A. Traitements abortifs ; leur peu d'efficacité. — B. Traitement de la syphilis confirmée ; inconvénients des méthodes actuelles : longueur du traitement et incertitude quant à la guérison, après le traitement le mieux suivi. — Traitement de l'auteur : A. Traitement abortif. — B. Syphilis confirmée : I. Traitement général ; II. Traitement local des lésions syphilitiques. 1° Éruptions papuleuses généralisées ou étendues ; 2° Éruptions papuleuses discrètes ; 3° Plaques muqueuses des orifices naturels et de la cavité bucco-pharyngée ; 4° Manifestations viscérales ; 5° Syphilis maligne. III. Hygiène des syphilitiques et médications adjuvantes. — Durée du traitement et marche de la syphilis sous son influence ; pronostic ; guérison définitive obtenue en moins d'un an. — Trois observations types : syphilis consécutives, 1° à un chancre génital ; 2° à un chancre extra-génital ; 3° syphilis maligne. — Possibilité d'appliquer dans les armées de terre et de mer, le traitement de l'auteur.

## *Traitements classiques de la syphilis.*

A. *Traitement abortif.* — Nombreux sont les travaux publiés, depuis quelques années, sur les méthodes préventives dans le traitement de la syphilis. Les résultats de ces méthodes sont, par contre, des plus modestes, et c'est à peine si l'une des plus conseillées, l'excision du chancre, donne une moyenne de 5 o/o de succès. Le Prof. Wolff, de Strasbourg, avoue que, sur 300 excisions qu'il avait pratiquées avant 1897, il n'avait obtenu que trois succès définitifs, tandis que deux malades devinrent « tertiaires, » sans avoir jamais présenté d'accidents secondaires ; d'autres ont été moins heureux encore, mais quelques médecins accusent une si forte proportion de succès, qu'on serait tenté de se demander si le diagnostic n'a pas erré parfois. Comme, dans l'immense majorité des cas, le chancre est bien développé, induré, et accompagné d'une adénopathie satellite, lorsque les malades qui en sont atteints se décident à consulter le médecin, la question de l'excision du chancre est écartée d'elle-même. Il ne reste alors, suivant que l'on appartient à telle ou telle école, qu'à commencer d'emblée le traitement mercuriel, ou attendre l'apparition des accidents secondaires, pour instituer un traitement, le chancre, en tant que lésion locale, guérissant spontanément.

En résumé, les procédés abortifs ne sont applicables qu'à un très petit nombre de chancres, et l'ablation de ceux-ci n'empêche que très rarement la syphilis de se manifester par quelques-uns des accidents d'infection généralisée qui lui sont propres [1].

B. *Traitement de la syphilis secondaire*. — En ce qui concerne la direction générale du traitement de la syphilis confirmée, deux méthodes sont actuellement en présence. L'une consiste à ne traiter la syphilis qu'à propos de ses manifestations : elle s'adresse plutôt à ces dernières qu'au mal lui-même. C'est la méthode dite opportuniste, encore très en vogue en Allemagne et dont, en France, Diday était le représentant le plus connu et le plus autorisé. Elle se contente, dans les intervalles, d'une « exspectation vigilante ». L'autre méthode, qui a la prétention d'être préventive, est celle des cures successives, traitement chronique intermittent ; elle consiste dans l'administration précoce, dès le chancre, des médicaments appelés spécifiques, et en dehors de toute manifestation, de façon à prévenir les accidents. Il y a bien aussi la méthode par extinction, qui n'est plus guère défendue aujourd'hui, si elle est suivie encore par nombre de praticiens.

1. Tout récemment, un syphiligraphe autrichien, le Dr Federn (*Wiener med. Presse*, 15 déc. 1901), proposait d'entreprendre des essais de traitement abortif de la syphilis par l'inoculation sur la sclérose primitive, de pus de chancre mou. Cet auteur ignorait sans doute, que des expériences de ce genre ont été faites avec un résultat négatif, à l'Hospice de l'Antiquaille, à Lyon, et à l'infirmerie de Saint-Lazare, à Paris. Rollet les mentionne dans ses *Recherches sur la Syphilis* (Paris 1862, 8°, p. 36) et conclut en disant que « les effets consécutifs du chancre syphilitique ne sont nullement modifiés par cette inoculation, et que la syphilis secondaire n'en éclate pas moins à son époque et dans ses formes habituelles ». Ces expériences ne furent pas les seules faites : Robert et Maratray, inoculant à des sujets sains un mélange de pus de chancre mou et de virus syphilitique, leur donnèrent des chancres mous et la syphilis. Lindwurm put constater de son côté que le virus syphilitique, étant inoculé à la surface d'un chancre simple, celui-ci se cicatrise, et que le chancre induré se développe dans la cicatrice même.

Les partisans de l'administration du mercure en injections hypodermiques ou intra-musculaires, sous forme de préparations solubles ou insolubles, ont, en général, adopté la méthode du traitement chronique intermittent. Je ne ferai que mentionner l'application de la sérothérapie à la syphilis ; ce traitement n'a pas encore fait ses preuves, et si les inventeurs se vantent d'en avoir obtenu de beaux succès, il n'aurait pas donné, entre les mains d'autres qui l'ont essayé, d'aussi bons résultats que les méthodes classiques.

Les deux grands inconvénients de toutes ces médications dont le mercure, sous les formes les plus variées, fait, ou a peu de chose près, tous les frais, sont *la longueur du traitement, et l'incertitude de la guérison définitive après le traitement le mieux suivi*. Je ne parle point des aggravations du mal attribuées au traitement précoce, non sans raison, surtout chez certains sujets alcooliques ou débilités, ni du traitement par les injections de composés insolubles : il en a été question précédemment. Il y aurait aussi bien à dire sur les doses, et, récemment encore, Duhring, dans son dernier ouvrage, tout en disant que la syphilis peut guérir spontanément, s'élevait contre l'anarchie qui règne dans les applications thérapeutiques du mercure et des mercuriaux. L'étude qui a été faite de ces applications, et de leurs conséquences possibles, au cours des chapitres précédents, auront, je l'espère, apporté quelque peu de lumière dans la question.

En s'en tenant ici à l'action spéciale du mercure sur la syphilis, si tant est que le mercure en ait une propre, on pourrait se demander : que devient la syphilis sous l'influence d'un traitement mercuriel ? Pourquoi n'observe-t-on, chez les malades, aucun changement appréciable, aucune modification avantageuse sur des syphilis traitées uniquement par une bonne hygiène, un régime reconstituant et l'hydrothérapie ? La réponse a été faite déjà par des mercurialistes convaincus : le mercure blanchit seulement la vérole. Quelques observations montreront, en effet, que le mode d'action du mercure, en dehors de l'action tonique qu'il exerce à de faibles doses, est bien difficile à déterminer.

En voici une que j'emprunte à la pratique du prof. Fournier :

« Un malade prend la syphilis. Voulant en finir au plus vite en vue d'un mariage projeté, il prend sans interruption 1001 (mille et une) pilules de protoiodure à 5 centigrammes (formule de M. Ricord) ; cela dure l'espace de dix-huit mois environ. Pas d'accidents. Le malade se marie. Trois mois après son mariage, sa femme fait une fausse couche pour laquelle je suis mandé. Recherchant la cause de cette fausse couche, j'examine le mari. Je le trouve affecté d'une roséole typique (qu'il ignorait). Il y avait juste trois mois que le traitement avait été suspendu.

« Ceci démontre bien que le mercure perd de son activité curative par accoutumance (abus de continuité). Les 1001 pilules avaient été exactement, arithmétiquement comptées[1]. »

La conclusion du Prof. Fournier, que le mercure perd de son activité par accoutumance, n'est pas tout à fait exacte. En effet, tant que le médicament a été absorbé, le malade n'a rien eu. Puis, l'infection s'est manifestée par une *roséole typique,* de sorte qu'il y a eu une influence retardante indéniable. Si, comme l'affirment nombre de syphiligraphes, le mercure exerce une action *neutralisante* sur le principe du mal, il semblerait que cette action du mercure dût être proportionnelle aux quantités absorbées : on voit qu'il n'en est rien. Voici encore une observation de même genre relative à un malade traité par des injections d'oxyde jaune, à l'hôpital maritime de Brest (service du Dr Galliot)[2] :

Le H. Goulven, gabier, vingt-cinq ans, entre à l'hôpital le 24 août 1887 pour chancre infectant. A son arrivée, on constate un gros chancre en plateau à droite, dans le sillon glando-préputial. L'induration est manifeste. L'adénopathie inguinale, double, est très marquée. Céphalées nocturnes, commencement d'alopécie. Inoculation négative.

25 août. — Première injection sans aucun accident.

---

1. Observ. reproduite dans la Thèse d'agrégation du Dr LIOUVILLE, *De l'abus en thérapeutique,* p. 45 (1876).
2. Obs. Ve de la thèse du Dr Maclaud. (Th. de Bordeaux, 1890.)

3 septembre. — Deuxième injection. Le chancre est presque cicatrisé.

12 septembre. — Troisième injection. L'adénopathie disparaît presque complètement.

25 septembre. — Quatrième injection. Le malade ne présentant aucun accident syphilitique est mis exeat, avec ordre de revenir le mois suivant.

2 mars 1888. — Le H. se présente à la visite pour accidents spécifiques. N'est pas revenu prendre son traitement mensuel, car il est parti le 4 octobre sur l'*Iphigénie*. Présente sur le tronc une éruption confluente de roséole maculeuse; quelques taches ont des tendances à devenir papuleuses. Pas d'accidents à l'anus, ni à la bouche. On ne peut nier une roséole, malgré les antécédents.

Le 11 mars. — La plupart des macules sont devenues papules précoces. Première injection.

Le 16 mars. — Les papules se dépriment, les macules ont pâli.

Le 22 mars. — Deuxième injection.

Le 26 mars. — Les accidents cutanés ont disparu.

Le traitement est continué. Le H. qui est actuellement quartier-maître de manœuvre, affirme n'avoir jamais présenté depuis le moindre accident syphilitique.

Le travail auquel j'ai emprunté cette observation renferme encore quelques détails curieux, qui démontrent qu'on ne sait pas grand'chose sur l'action propre du mercure dans la syphilis : les injections d'oxyde jaune bien faites empêchent en général les manifestations extérieures du mal; mais que l'on donne à un malade en cours de traitement, n'ayant absolument rien, une seule dose d'iodure de potassium ou d'une préparation quelconque en contenant, on voit aussitôt éclater sur le corps du sujet une éruption papuleuse spécifique, tandis que la muqueuse de la bouche se recouvre de plaques muqueuses confluentes. Le fait a été observé nombre de fois à l'hôpital de Brest, où l'on n'associe plus en conséquence l'iodure de potassium au traitement par l'oxyde jaune. Dans un autre cas on avait pratiqué exceptionnellement huit injections sans résultats appréciables : le malade fut surpris au moment où il avivait avec une cigarette les plaques muqueuses anales qui résistaient au traitement. Une seule injection et la *réclusion* ont amené une guérison parfaite. Je ne vois pas trop comment on pourrait expliquer que le feu d'une cigarette soit capable d'entretenir ainsi des lésions caractéristiques de la vérole, si les effets des injections sont réellement curatifs. On sait combien sont tenaces chez les fumeurs ces érosions linguales qui récidivent sans cesse, *sans perdre leur caractère de spécificité.* Ces faits seuls suffiraient à démontrer que le traitement mercuriel pour efficace qu'il soit en apparence, ne sert au fond qu'à blanchir la vérole, comme on l'a si bien dit, et à donner des illusions aux malades et aux médecins.

Car enfin le virus, que l'organisme élimine naturellement par les lésions propres du mal, papules et plaques muqueuses, et d'autres éruptions plus ou moins atypiques ou déviées, devra bien être expulsé par des voies extraordinaires, probablement et surtout par le foie et les reins. On a pour habitude de dire que le mercure neutralise le virus syphilitique, mais ce n'est là qu'un mot vide de sens, exprimant tout au plus une idée théorique, en contradiction manifeste avec les faits. N'y a-t-il pas lieu aussi de craindre que la syphilis ne devienne dangereuse à un moment donné, empêchée qu'elle sera de suivre son évolution naturelle du côté des téguments, et par suite de l'insuffisance des organes à transformer ou éliminer ses produits toxiques ? Le fait n'est malheureusement que trop fréquent, et parfois il se produit avec une soudaineté tout à fait inattendue. Tel est le cas rapporté un jour par le Dr Besnier, d'une syphilis méningée éclatant brusquement au cours d'un traitement par le calomel, administré en injections, qui avait guéri les accidents cutanés contre lesquels il était dirigé [1].

Parcourons un quelconque des travaux d'ensemble publiés récemment sur les accidents nerveux de la syphilis, celui du Dr Grorichard, par exemple, traitant des *hémiplégies précoces dans la période secondaire* (th. de Paris, 1899). Voici ce que nous y trouvons en examinant les neuf observations qu'il renferme :

1. Bull. de la Soc. méd. des Hôp., 1887, p. 135.

Le sujet de la première observation meurt, neuf mois après le début de la syphilis, hémiplégique, en dépit d'un traitement poursuivi presque sans interruption ; celui de la cinquième meurt également, à une échéance à peu près égale, après avoir pris du mercure, une première fois jusqu'à la disparition des efflorescences cutanées, et, en dernier lieu, depuis l'apparition des accidents nerveux. La femme de l'observation 4 est prise d'une hémiplégie gauche complète, au cours du traitement, et même deux jours après l'augmentation de la dose de protoiodure précédemment prescrite. Le sujet de l'observation 6 est pris d'une paralysie faciale au moment de l'institution d'un traitement par le protoiodure, et, malgré la prolongation d'une cure énergique, mercurielle et iodurée, la moitié droite du corps se paralyse. La jeune femme de l'observation suivante « est traitée et bien traitée par son médecin : néanmoins, trois mois après le début même de la maladie, en dépit d'une bonne hygiène, en dépit d'un traitement convenable et correctement suivi, éclate un orage formidable d'accidents syphilitiques les plus divers ». Et la malade finit pourtant par guérir, après avoir épuisé en vain, et successivement, trois traitements mercuriels différents, grâce à l'hydrothérapie, au séjour à la campagne et dans les montagnes, et aux eaux sulfureuses, c'est-à-dire par tout autre chose que du mercure. L'observation 8 est celle d'un homme qui fut pris, 6 jours après le début d'un traitement (méthode du Dr Mauriac), d'une hémiplégie faciale, s'accentuant et devenant complète en une semaine. Une stomatite survenant au dixième jour la laisse évoluer, tandis que les lésions cutanées s'améliorent, et, en fin de compte, malgré la reprise du traitement, le malade ne guérit pas.

Les trois observations que j'ai à dessein laissées de côté dans l'énumération ci-dessus, et qui pourraient être invoquées en faveur du mercure, sont : 1° celle d'un syphilitique atteint d'hémiplégie, et que, détail précieux à noter, un traitement au sublimé à très petites doses guérit en un mois ; il fut fait, tous les deux jours, une injection de sublimé de 1 centigramme, soit 15 centigrammes pour la cure complète ; 2° celle d'une femme frappée d'hémiplégie gauche et d'aphasie au cours d'un traitement par les frictions, qui avait été lui-même précédé d'un autre par le sublimé et l'iodure : le malade guérit, mais il n'est pas dit si le traitement mercuriel fut continué ; 3° enfin celle d'un homme atteint d'hémiplégie à la suite d'un traitement par le protoiodure en pilules, cinq mois après le chancre. Soumis à un traitement par le calomel en injections, à la dose modeste de trois centigrammes pour une injection hebdomadaire, et par l'iodure de potassium, il voit son état s'améliorer.

Si l'on se reporte maintenant à un travail puisant ses observations dans un milieu unique et restreint, comme la thèse du Dr Carpentier, consacrée aux *causes influençant le pronostic de la syphilis* (th. de Lille, 1899) et qui ne prend d'exemples que dans la clinique spéciale de l'hôpital Saint-Sauveur, il ne sera pas mal aisé de montrer, pour la majorité des cas, l'inefficacité, sinon la nocivité du traitement mercuriel. Laissant de côté les observations pour lesquelles on relève des états diathésiques ou pathologiques de nature déjà à aggraver la marche et le pronostic du mal, ne prenons que la série des malades forts et vigoureux, n'ayant pas de fâcheux antécédents personnels ou héréditaires (obs. 29 à 37) : le sujet de l'obs. 34 meurt, malgré le traitement, d'antécédents syphilitiques ; celui de la 36ᵉ a une série d'accidents graves, dont la perte d'un œil, et « tout cela évolue au fur et à mesure, en huit mois pendant lesquels le traitement est très surveillé et bien suivi ». Les autres, pour être un peu moins maltraités, n'en ont pas moins des syphilis graves et tenaces, qui semblent se jouer du mercure par lequel on essaie en vain de les atténuer. Faudra-t-il, pour de tels cas, invoquer, avec le Dr Mauriac, un je ne sais quoi de mystérieux en vertu duquel, malgré un traitement bien compris, bien toléré, les accidents ont été en progressant sans rémission ?

Il semblerait assez logique de voir faire, dans ces travaux et d'autres de même genre, de sérieuses réserves en face des résultats négatifs sinon désastreux du mercure ; mais les auteurs n'en concluent pas moins qu'il faut instituer, chez tous les syphilitiques, un trai-

tement mercuriel méthodique et précoce, et même
« frapper fort pour frapper juste ».

Le mercure, s'il est impuissant, administré dès le
chancre, à empêcher l'évolution de la syphilis, à en
prévenir et souvent améliorer les accidents graves, le
serait-il également à rendre l'organisme réfractaire au
mal ? La littérature médicale rapporte très peu de faits
de ce genre auxquels on puisse accorder créance, en
dehors des expériences de Boek ; il en est un cependant
qui mérite d'être cité. On fit naguère par erreur, à un
malade atteint de psoriasis, le jour même de son entrée
à l'hôpital Saint-Louis (service du Dr Besnier), une
injection de calomel, avec une aiguille qui venait de
servir à une opération semblable chez un syphilitique.
Le calomel, malgré sa très grande puissance sous cette
forme, n'empêcha nullement le malade d'être contaminé par l'aiguille malpropre, et, soixante-dix jours
après, apparaissait, sans chancre préalable au point de
l'inoculation, une roséole des plus nettes, bientôt suivie
d'accidents secondaires typiques.

C'est aussi un fait d'une constatation journalière et
banale que les accidents secondaires de la syphilis sont
contagieux, malgré le traitement mercuriel le plus
copieux et le mieux suivi. Le mercure n'arrête nullement la transmission du mal à la descendance. Je dirai
même que cette transmission sera d'autant plus sûre
qu'un traitement mercuriel aura mieux fait disparaître
les manifestations contagieuses apparentes. Témoin ce
fait, choisi entre mille, que je cite parce qu'il est reproduit à l'envi par les partisans de la syphilis dite conceptionnelle : un jeune homme, syphilitique depuis six
mois, traité régulièrement dès le début, par le Dr Gail-
leton (de Lyon) et qui n'avait plus de symptômes depuis
un mois, n'en donne pas moins à une jeune fille, dans
un seul et unique coït, et la syphilis, et un enfant. On
voit par de tels exemples, qui sont légion, la chimère
que poursuivent, s'ils sont sincères, les syphiligraphes
prônant la prophylaxie du mal par le traitement.

Un fait qui ressort de la très grande majorité des
observations de syphilis malignes à divers titres, ou
relatant l'apparition précoce d'accidents tertiaires, c'est
que l'emploi hâtif et à bonnes doses, tel qu'on l'entend

du moins à l'heure actuelle, des sels insolubles, et surtout du protoiodure administré à l'intérieur en pilules, est particulièrement nocif. Mais le mal ne devient promptement grave que dans assez peu de cas, trop nombreux toutefois ; pour être le plus souvent indemne, le syphilitique, surtout dans certaines conditions où il peut se trouver, ne doit pas se flatter d'être à l'abri des complications redoutables, de plus en plus mentionnées à la suite du traitement chronique intermittent mis en vogue par le Prof. Fournier. Bien des malades se traitent quelques mois ; puis voyant que la syphilis, ainsi troublée dans son évolution, ne se manifeste plus, ou seulement par des accidents bénins et légers, ils suspendent définitivement toute médication hydrargyrique. Au bout de quelques années, on voit survenir des accidents d'une très grande gravité, du côté du cerveau ou de la moelle notamment, accidents d'autant plus grave que l'on est absolument désarmé contre eux[1]. Quant à ceux qui ont la constance de poursuivre leur traitement avec régularité, ils voient les manifestations secondaires récidiver avec une ténacité désespérante et on cite nombre de malades qui avaient encore des accidents contagieux, huit, dix et même plus de douze ans après le début du mal. Beaucoup de syphiligraphes commencent à convenir de ce fait.

Je n'ai point parlé des contre-indications au traitement mercuriel interne, assez nombreuses cependant, ni des cas où son application, sans être formellement proscrite, est tout au moins inutile : les troubles généraux de la période prodromique (céphalée, courbature, prostration) ; les formes exanthématiques sèches peu confluentes ; les plaques muqueuses en général, celles de la bouche en particulier ; les syphilides malignes précoces, les lésions osseuses et viscérales. Cette énumération étant tirée des auteurs favorables au mercure, on pourrait se demander à quoi peut bien être utile ce médicament, si d'une part on l'excepte d'un si grand nombre de cas, et si d'autre part, de l'aveu des mêmes auteurs, il n'est actif que contre les manifestations apparentes du mal.

1. Prof. Fournier, *La syphilis du cerveau*, 1879, passim

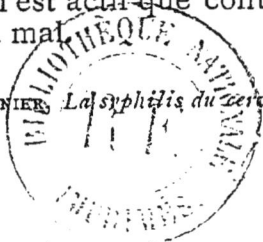

### TRAITEMENT DE L'AUTEUR

Il n'est donc pas surprenant que l'on ait cherché à substituer à une médication si aléatoire, et dont la durée ne devrait, en aucun cas, être moindre de trois ans, différentes substances ou d'autres méthodes de traitement, les préparations d'or et d'antimoine, et, plus récemment, le bichromate de potasse. J'ai essayé surtout le tartre stibié et le bichlorure de mercure, le premier à la dose d'un milligramme par jour, le second, à celle d'un demi-milligramme seulement, administrée en solution, le matin à jeun, à prendre plusieurs mois et vingt jours chaque mois, et j'en ai obtenu d'excellents résultats, définitifs au bout d'un an ou environ, chez les gens vivant à la campagne ; de même avec le bichromate de potasse, qui est couramment employé par le Dr J. Edmund Güntz-Dresden. Mais tous ces médicaments ont un inconvénient commun, c'est qu'ils ne font pas disparaître bien rapidement les premières poussées généralisées de manifestations apparentes contre lesquelles on les applique, et dont le malade aurait intérêt à être promptement débarrassé ; puis, le traitement, même dans les meilleures conditions possibles, dure toujours plus d'une année.

### A. — *Traitement abortif*

Nous avons vu plus haut que les procédés abortifs actuels sont des plus aléatoires, et que le mercure, même administré sous sa forme la plus énergique, est impuissant à empêcher l'évolution du mal. Et cependant, la syphilis peut être enrayée définitivement lorsque l'induration du chancre existe déjà, et même si les ganglions voisins sont engorgés, phénomènes considérés, par la plupart des auteurs modernes, comme des accidents secondaires, des preuves de l'envahissement de l'économie tout entière par le virus syphilitique. Si les tentatives faites jusqu'à ce jour sont restées sans résultats appréciables, cela a tenu à ce que l'excision ou la cautérisation auraient dû être accompagnées d'une médication interne mettant l'organisme en état de résister à l'infection commençante.

Frappé des bons résultats que m'avait donnés la substitution, dans plusieurs circonstances, de la teinture d'iode à l'iodure de potassium, et l'emploi de cette même teinture *à petites doses* longtemps prolongées, au début ou dans le cours de quelques affections (certaines formes de tuberculose pulmonaire, adénopathie trachéo-bronchique, coqueluche, chloro-anémie), je songeai un jour à prescrire cette substance, concurremment avec la cautérisation et les onctions mercurielles, dans le traitement du chancre induré accompagné ou non d'adénopathie, mais avant l'apparition des accidents considérés sans conteste, par tous les auteurs, comme des phénomènes secondaires de la maladie.

J'ai réussi au delà de toute espérance, et les chancres, tous compliqués d'adénite, que j'ai traités ainsi depuis douze ans, ont parfaitement guéri, et n'ont point été suivis de la moindre manifestation secondaire, pas plus du côté des téguments, que du côté des muqueuses ou des organes internes.

Voici comment je procède :

1° *Cautérisation du chancre.* — Je donne la préférence au caustique de Vienne, préparé avec assez peu d'alcool pour qu'il ait à peu près la consistance du mastic de vitrier. Il est, dans ces conditions, d'un maniement facile et ne répugne point aux malades comme le fer rouge ou l'excision. Il faut mettre une boulette plus ou moins grosse de la pâte sur l'*ulcération*, et l'étaler de manière que celle-ci en soit entièrement recouverte. Il n'est nullement nécessaire que la partie indurée soit tout à fait détruite : une cautérisation, même superficielle, suffit, et j'enlève ordinairement le caustique lorsque la douleur qu'il provoque commence à être un peu vive, en moyenne après deux ou trois minutes. Puis le chancre est pansé trois fois par jour avec un tampon de ouate imbibé de vin aromatique.

On peut encore, au moyen d'un pinceau fin ou d'un bout de papier roulé, appliquer successivement, à mesure qu'elles sècheront, plusieurs couches de teinture d'iode sur le chancre induré (cinq, six ou huit au plus, jusqu'à ce qu'il ait pris une teinte franchement noire, ou à reflet métallique) sans toutefois dépasser les limites

de l'induration. Recouvrir de ouate sèche, que l'on renouvellera chacun des jours suivants. Cette opération
sera à recommencer au bout de 3 à 6 jours et, au besoin,
une troisième fois, après un nouvel intervalle de 3 à
6 jours, si le chancre et l'induration persistent.

Pour les chancres que leur siège empêcherait d'être
facilement cautérisés, on les traitera avec du précipité
blanc ou encore de l'oxyde blanc d'antimoine, incorporés dans de l'axonge fraîche ou du glycérolé d'amidon
(pommade au dixième). On pourra se contenter également de les saupoudrer avec du calomel à la vapeur.

2° *Traitement de l'adénite.* — Lorsque les ganglions
satellites du chancre sont engorgés, faire faire à leur
niveau des *onctions* légères quotidiennes ou semi-quotidiennes avec de la pommade mercurielle de récente
préparation, pendant 8 à 12 jours seulement. S'il n'y a
pas d'adénite, il va sans dire qu'on n'aura pas d'onctions mercurielles à prescrire.

3° TRAITEMENT INTERNE *(très important)*. *Faire
prendre au malade, tous les matins à jeun, dans un peu
d'eau pure ou sucrée, une demi-heure avant le petit déjeuner, et pendant vingt jours consécutifs, cinq gouttes
de teinture d'iode de très récente préparation.*

Si l'adénopathie existe depuis huit ou dix jours et
plus, et que le sujet soit déjà assez fortement anémié par
l'infection commençante, ou même que chez lui se manifestent des phénomènes généraux, tels que céphalée,
courbature, fièvre avec frissons erratiques, signes précurseurs d'une éruption prochaine, il sera bon de faire
prendre dans la journée une ou deux nouvelles doses
de teinture d'iode (quelque temps avant le repas du soir
pour une deuxième dose, ou bien, avant les repas de
midi et du soir, si trois doses sont jugées nécessaires).
La seule précaution à prendre, c'est de ne pas dépasser
les limites de la tolérance gastrique, et peut-être
vaudra-t-il mieux s'en tenir à deux doses, au risque
d'avoir un résultat immédiat moins bon ; passé le dixième jour, on pourra revenir à la dose unique du
matin. On devra consécutivement prescrire une ou
plusieurs nouvelles cures iodées, séparées les unes des

autres par des intervalles de repos de dix jours. Ces cures seront en nombre d'autant plus grand que l'adénite aura plus duré au moment de l'institution du traitement, et qu'il y aura eu à ce moment des phénomènes généraux et une anémie accentuée. Le chancre étant à sa période d'état ou de régression, il faudra trois ou quatre cures iodées. Mais, dans les cas les plus favorables, et notamment pour les syphilitiques vivant au grand air, à la campagne, et se livrant à des travaux physiques un peu rudes, deux cures suffiront ordinairement. Inutile de dire que le malade ne fera aucun excès de boisson et observera rigoureusement les règles d'une bonne hygiène, comme il est dit plus loin, pour la syphilis confirmée.

Ce traitement, tout simple qu'il paraît, n'en est pas moins d'une efficacité remarquable. Au bout de quelques jours, l'eschare produite par le caustique tombe. Sous la double influence du travail inflammatoire provoqué par son élimination, et du traitement interne, l'induration du chancre se résorbe au plus défavorable vers le dixième jour, souvent même celle des chancres semi-lunaires, si longue à disparaître d'ordinaire ; et, du quinzième au trente-cinquième jour, les ganglions ont repris leur volume normal. A la place du chancre, il ne reste qu'une plaie bourgeonnante, qui ne tarde pas à se cicatriser.

Avec la teinture d'iode, si on en a fait une première application suffisante, l'induration peut se résorber plus vite encore, même avant le moment de la deuxième application, et rarement on aura à y revenir une troisième fois.

On attend en vain les accidents secondaires [1] : il ne

---

[1]. Parfois cependant, si l'administration de l'iode se trouve être très rapprochée du moment où va éclater la première poussée, celle-ci pourra être hâtée et apparaître le jour même, surtout avec une dose très faible d'iode, et si le traitement est institué au moment où le chancre est à peu près guéri en tant que lésion locale. Mais ce sera, non pas de la roséole, mais une éruption papuleuse généralisée, avec ou sans plaques muqueuses aux orifices naturels, qui, d'ailleurs, disparaîtra très rapidement par la continuation du traitement indiqué plus loin pour les accidents secondaires.

Si la proportion des globules rouges n'est pas descendue d'un cinquième ou d'un quart au-dessous de la moyenne normale, on pourra être à peu près assuré qu'il ne se produira aucune poussée du côté des téguments externes ou des muqueuses qui sont le siège habituel de syphilides.

s'en produit pas, et je n'ai jamais pu, malgré une surveillance minutieuse, découvrir, chez les malades
ainsi traités, la moindre éruption ou érosion pouvant
faire soupçonner que la syphilis n'avait pas été enrayée.

Lorsqu'on emploie la pommade à l'oxyde blanc
d'antimoine ou au précipité blanc, au lieu du caustique
ou de l'iode, la cicatrisation se fait en huit à dix jours
en moyenne et l'induration se résorbe ultérieurement,
en un temps plus ou moins long, suivant l'état général
du malade. Si l'anémie initiale est très prononcée, on
pourra même voir le syphilome augmenter de volume,
mais sans s'ulcérer de nouveau, pour diminuer et disparaître enfin sous l'action prolongée de l'iode. Je n'ai
vu ce fait se produire que chez quelques malades prenant à l'intérieur une trop faible dose d'iode.

Quelle est la part qui revient à chacun de ces trois
agents thérapeutiques dans la guérison radicale du
chancre ? La cautérisation seule ne paraît avoir jamais
eu de succès. Sans être absolument nécessaire, elle
n'en a pas moins une assez grande importance, et il
faudra y recourir toutes les fois que la chose sera possible. Elle hâte en effet la résorption du sclérome primitif, et, dans les chancres cautérisés, l'induration disparaît bien avant que la cicatrisation se soit effectuée. Le
contraire a lieu pour les chancres non cautérisés : la
cicatrisation s'effectue du troisième au dixième jour,
quelquefois plus tard, suivant le topique employé, mais
l'induration persiste, et nécessite une ou plusieurs
reprises de la cure iodée. Je ne citerai que la plus
curieuse de mes observations à ce point de vue spécial.

B. de S. R. se présente à ma consultation, le 25 novembre
1894, pour un chancre de la rainure, en occupant les deux
tiers et empiétant à droite sur le frein. Coït infectant du
4 octobre ; engorgement ganglionnaire aux deux plis inguinaux, ayant débuté environ douze jours auparavant.
Depuis trois jours, céphalée légère, anémie assez accentuée ; pas de manifestations tégumentaires. Ce malade, âgé
de 20 ans, avait toujours joui d'une bonne santé, mais,
depuis deux ans, il était quelque peu adonné à l'alcool.
Traitement institué comme ci-dessus, 5 gouttes de teinture
d'iode le matin à jeun, et onctions de pommade mercurielle

sur l'adénite ; pas de cautérisation ; celle-ci fut remplacée par des applications quotidiennes sur le chancre de glycérolé au précipité blanc. La cicatrisation du chancre se fit en vingt-cinq jours. L'induration fut beaucoup plus longue à se résoudre, et il restait encore un petit nodule au voisinage du frein, le 27 février suivant, tandis qu'on percevait à peine des restes de l'adénite. Entre temps, il y avait eu une légère alopécie. Les cures iodées furent renouvelées quatre fois. Depuis, le malade n'a présenté aucune manifestation syphilitique, et je n'ai eu à le soigner, jusqu'à présent, qu'une seule fois, pour une charge de plomb qu'un voisin lui avait envoyée dans la fesse droite.

Je n'insisterai pas sur les onctions mercurielles faites au niveau de l'adénite : bien qu'en l'espèce, la dose et le mode d'emploi indiqués (onction simple), puissent paraître insuffisants, leur action, pour être bien faible, n'en est pas moins incontestable, sans doute.

Reste la teinture d'iode ; seule elle a un rôle bien actif dans la guérison du chancre et dans l'arrêt de l'évolution du mal qui en est la conséquence naturelle. Il m'est arrivé quelquefois de la prescrire uniquement et à petite dose, sans cautériser le chancre, ni faire faire d'onction sur l'adénite ; la syphilis n'a pas plus évolué que dans les cas où ces deux adjuvants du traitement étaient intervenus. La seule particularité notée alors, c'est que l'ulcération s'est cicatrisée assez vite, mais le substratum scléreux a été parfois plusieurs mois à se résoudre. J'ai soigné de la sorte, entre autres, un artiste peintre de Paris, neurasthénique depuis longtemps, pour un chancre induré de la rainure glando-préputiale empiétant sur le frein, avec adénite double. Il a fait cinq cures iodées de vingt jours, à cinq gouttes par jour, ne mettant sur son chancre que de la poudre de calomel, et il prenait, en outre, une douche froide tous les matins. L'induration a persisté quatre mois et demi en tout ; j'ai surveillé attentivement le malade pendant près de trois ans, et jamais il n'a eu la moindre manifestation secondaire.

Le traitement du chancre, tel que je viens de le décrire, sera-t-il toujours capable d'arrêter la marche de la syphilis ? Je n'oserais l'affirmer absolument que pour les sujets sains et bien constitués de par ailleurs, et surtout les sujets jeunes et vigoureux, n'ayant aucune tare diathésique bien accentuée, et menant une vie physique active. Je ne saurais faire entrer en ligne de compte ceux qui n'ont pris de la teinture d'iode que pendant quelques jours. Et même, chez eux, le traitement, tout insuffisant qu'il était, n'en a pas moins eu une action atténuante incontestable sur le développement ultérieur du mal. D'une manière générale, pour sujets atteints de chancre induré, habitant dans un grand centre urbain, et ayant des occupations sédentaires, le traitement devra se prolonger plus longtemps ; on y ajoutera de l'hydrothérapie qui, par l'activité qu'elle imprimera aux fonctions de nutrition de l'organisme, contribuera, dans une assez large mesure, à la guérison.

### B. *Traitement de la syphilis confirmée.*

L'action de l'iode, si sûre contre le chancre, n'est pas moins efficace contre les accidents secondaires. Seule, elle parvient à guérir en quelques mois, si elle est convenablement administrée, même des syphilis à phénomènes initiaux intenses. Mais comme, dans la pratique, tous les malades tiennent à ce que le mal ne soit pas apparent pour les autres, j'ai pris pour habitude de prescrire, en même temps que l'iode, des préparations mercurielles, uniquement à titre de topiques, car l'iode seul agirait trop lentement contre une première poussée générale d'accidents.

Voici donc le traitement que j'ai imaginé contre la syphilis, et qui, depuis douze ans que je l'emploie, ne m'a donné, chez les sujets qui ont bien voulu le suivre, aucun insuccès. Pour être plus long que celui de la syphilis primitive, il n'en est pas moins efficace, ni guère plus compliqué.

### I) TRAITEMENT GÉNERAL (*très important*)

*Prendre tous les matins à jeun[1], une demi-heure environ avant le premier déjeuner, dans un peu d'eau*

---

[1]. Il n'est pas indifférent d'administrer la teinture d'iode à n'importe quel moment. Pour jouir, contre la syphilis, de son maximum d'efficacité, elle

*pure ou sucrée, cinq gouttes de teinture d'iode de très récente préparation.*

*Aux sujets déjà mercurialisés*, on fera prendre de la même manière, dans un peu d'eau sucrée, *de 3 à 5 gouttes de teinture d'iode, avec une grande cuillerée d'une solution d'iodure de sodium cristallisé* [1] *renfermant un gramme de substance active par cuillerée.*

(Prescription à suivre *pendant cinq à huit mois* et *vingt jours chaque mois*, avec intervalles de repos comprenant le reste du mois. — A partir du quatrième mois, on pourra, suivant le cas, réduire à quinze jours par mois, la durée de l'administration de la teinture d'iode ou de l'iode ioduré. Ce traitement sera à suivre jusque deux ou trois mois après la disparition définitive des accidents, ainsi que la chose sera expliquée plus loin.)

Ce traitement suffira presque toujours. Il sera bon, dans certains cas, mais seulement pour les dix premiers jours d'une cure initiale, de faire prendre au malade une deuxième dose de cinq gouttes de teinture d'iode, une demi-heure au moins avant le repas du soir, quelle que soit d'ailleurs la prescription du matin.

---

devra être : 1° *de récente préparation et renouvelée à chaque cure ;* 2° *administrée le matin à jeun, un quart d'heure, ou mieux, une demi heure avant le premier déjeuner, de préférence dans de l'eau.* En présence des corps organiques, l'iode forme des composés plus ou moins variés qui peuvent modifier ou atténuer son action thérapeutique. Dans le vin iodotanique par exemple, l'iode, sans former de combinaison définie avec le tanin, ne possède plus la faculté de bleuir l'amidon. Il serait semble-t-il, logique de supposer que ses effets, au point de vue physiologique, puissent être modifiés, comme ils le sont au point de vue chimique.

J'ai toujours employé la teinture d'iode de Codex, qui contient une partie d'iode pour douze d'alcool, mais s'altère à la longue. Un gramme ou 61 gouttes de ce liquide renferment sensiblement 77 milligrammes d'iode métallique, de sorte qu'il y aura par dose prescrite, en dehors de l'iodure, environ trois milligr. 6, à 6 milligrammes de substance active. On pourrait bien substituer à la préparation officinale, le soluté préconisé par Vigier, qui est beaucoup plus stable et renferme 0 gr. 50 d'iode pour 9 gr. 50 d'alcool à 96°. Mais la dose à employer devra être d'un tiers plus élevée.

1. Je spécifie : *iodure de sodium cristallisé*, quoique ce produit soit très déliquescent, et plus altérable encore à l'air que l'iodure de potassium, parce que très souvent les pharmaciens lui substituent le produit anhydre, qui se conserve beaucoup mieux. Mais l'iodure de sodium anhydre a le grand inconvénient à dose égale de substance active, c'est-à-dire en déduisant le poids de l'eau de cristallisation, d'occasionner des accidents plus ou moins forts d'iodisme. Rien n'empêcherait d'ailleurs d'employer une solution d'iodure de potassium, substance plus active à dose égale que l'iodure de sodium.

## II) Traitement local des lésions syphilitiques

1° *Eruptions papuleuses généralisées ou étendues.* — Prendre un bain de sublimé par semaine, à la dose de 10 à 20 grammes par bain, jusqu'à ce que l'éruption ait disparu.

2° *Eruptions papuleuses discrètes.* — Pour les syphilides disséminées n'étant pas en assez grand nombre pour nécessiter des bains de sublimé, prescrire des onctions légères, matin et soir, avec la pommade au précipité blanc (au dixième). Le psoriasis et les autres lésions déviées des syphilitiques seront traitées de même.

Il sera souvent plus commode pour les malades de badigeonner les lésions du corps et des membres avec une solution chloroformique de gutta-percha au dixième, tenant en suspension du calomel dans la proportion d'un quart (traumaticine au calomel). On emploiera de la traumaticine préparée avec de la gutta-percha blanche pour enduire les syphilides des parties découvertes du corps.

3° *Plaques muqueuses des orifices naturels et de la cavité bucco-pharyngée.* — Pour les plaques muqueuses situées au voisinage des orifices naturels, prescrire des onctions avec la pommade au précipité blanc, à faire matin et soir, ou seulement une fois par jour.

Quant aux plaques muqueuses et autres érosions syphilitiques de la cavité buccale, on les combattra par les procédés classiques, la cautérisation au nitrate d'argent, ou encore par de légers attouchements au nitrate acide de mercure que l'on appliquera au moyen d'une fine baguette de bois. Les gargarismes fréquents avec une solution de chlorure de zinc au 500° sont aussi excellents.

L'action modificatrice obtenue par la cautérisation au nitrate d'argent ou au nitrate acide de mercure, cautérisation qu'on ne saurait renouveler trop souvent sans inconvénients, doit être complétée par des soins auxiliaires tels que des gargarismes (surtout après les repas) ou des collutoires émollients ou astringents. Le méde-

cin n'aura que l'embarras du choix pour ses prescriptions contre les plaques muqueuses buccales.

(Ces accidents sont les seuls qui se reproduiront avec
persistance pendant un temps plus ou moins long,
dans la grande majorité des cas, une fois la cure par
l'iode instituée.)

4° *Manifestations viscérales de la syphilis.* — Si,
dans certaines infections graves du mal, il y avait des
accidents oculaires ou viscéraux, on les combattrait
par le traitement interne, auquel il conviendrait d'ajouter
des onctions de pommade mercurielle à faire aux
tempes, pendant quelques jours, ou bien encore le port
de flanelles ou de sachets mercuriels. Il ne s'en produira d'ailleurs que très rarement, si le traitement iodé
est institué de bonne heure, et seulement dans le cas
où la syphilis aura été aggravée par une administration
intempestive de mercure, ou une autre cause quelconque.

5° *Syphilis maligne.* — Que conviendrait-il de faire
si l'on se trouvait en présence d'un cas exceptionnellement grave, d'une de ces syphilis dont Dubuc décri-
vit plusieurs types jadis dans une thèse remarquable ?
Il arrive parfois en effet, que la syphilis présente, peu
après le chancre, une éruption confluente de papules
polymorphes, avec tendance à la fonte purulente ou
gangréneuse, et à l'ulcération, de volume parfois
considérable, quelques unes pouvant même simuler de
véritables gommes, éruption accompagnée de troubles
profonds de la santé générale, asthénie très accentuée,
anorexie, dénutrition, etc. : il faudra alors prescrire
par jour, trois doses de teinture d'iode, à prendre
chacune au moins un quart d'heure avant les repas.
Au point de vue du résultat final, une seule pourrait
suffire à la rigueur comme il sera facile de s'en convaincre par la troisième des observations rapportées plus
loin ; mais il vaut mieux s'efforcer de tirer au plus tôt
le malade d'une situation qui, pour ne le mettre que
rarement en danger, ne lui en est pas moins très pénible.
D'où la nécessité de forcer les doses, sans exagération
toutefois.

C'est contre ces formes graves que, de l'aveu de tous, les traitements classiques sont tout au moins inutiles, car les troubles vont en augmentant, malgré l'administration du mercure. Dans les cas que j'en ai rencontrés, j'ai pu noter, comme causes aggravantes du mal, une de ces infections gastro-intestinales tenaces, assez malaisées à définir, mais que l'on est en général convenu d'attribuer à la grippe (grippe abdominale), et des fois aussi du mercure administré prématurément. Il ne serait sans doute pas difficile de déceler, dans les syphilis graves précoces, la coexistence d'une infection quelconque, bien que certains auteurs, Bazin et Dubuc parmi les anciens, aient prétendu qu'il était le plus souvent impossible d'en expliquer le développement. Cependant ces auteurs signalent, dans la plupart de leurs observations, l'institution d'un traitement mercuriel précoce.

L'action de la teinture d'iode, même en ayant soin de tripler la dose quotidienne, pourrait bien, contre de telles syphilis, être parfois trop lente au gré des patients. Aussi conseillerai-je volontiers, pour parer au plus urgent, c'est-à-dire pour relever aussi promptement que possible l'état général d'un malade à traiter, de faire précéder l'administration de l'iode et des bains de bichlorure, de deux, trois, ou quatre injections, faites à huit jours d'intervalle l'une de l'autre, d'un des solutés salins improprement appelés serums artificiels, à la dose d'un demi litre chaque fois. L'une des meilleures formules est la suivante, qui a donné d'excellents résultats à quelques expérimentateurs [1] :

Chlorure de sodium pur. . . . . . 7 gr.
Phosphate disodique cristallisé. . . 2 gr.
Eau distillée. . . . . . . . . 1000 gr. f. s. a.

Contre les syphilis malignes tardives, le traitement iodé ne donnera pas de moins bons résultats, et on verra réussir la teinture d'iode dans les cas où un traitement

1. Cf. AUGAGNEUR, *Emp. des inject. de serum artif. de Ha em dans la syphilis maligne* (Ann. de Derm. et Syphil., 1899, p. 433).

mercuriel énergique, aidé de fortes doses d'iodure de potassium aura totalement échoué [1].

*Hygiène des syphilitiques et médications adjuvantes.* — Tel est, dans ses grandes lignes, le traitement qui permettra de venir à bout du mal, en un temps infiniment plus court que ne le feraient les traitements classiques, et avec l'assurance d'une guérison parfaite. Mais il ne faudra pas que le malade néglige de mettre en œuvre aucun des moyens capables de contribuer à la disparition définitive des accidents; il mettra aussi le plus grand soin à écarter tout ce qui pourrait plus ou moins nuire aux bons effets de la médication iodée.

Il est à peine besoin de dire qu'un sujet atteint de syphilis devra se soumettre aux règles d'une hygiène bien entendue, et les observer rigoureusement, tout au moins durant le temps qu'il sera sous l'influence de l'infection. Il évitera tout excès de table, usera modérément de vin et des autres boissons fermentées. Les liqueurs spiritueuses, quelles qu'elles soient, seront à proscrire formellement, sous peine de voir le mal se prolonger en dépit du traitement; le thé et le café seront pris avec la plus grande modération, et le mieux serait, sinon de s'en dispenser, du moins de n'en pas

---

1. Il y a quelques années (1897), le Dr Bouveyron (de Lyon), voulant faire ressortir les bons effets de l'iode métallique, a recommandé un sirop de sa composition contre les syphilis graves. Cette préparation qui renferme 1 gr. d'iode métallique pour un litre de sirop de sucre préparé avec de l'eau distillée, avec addition de 5 à 10 gr. de glycérine et de 15 gr. d'acide citrique, permettrait seul à ce que prétend son inventeur d'administrer l'iode sous sa forme métallique, tandis que l'eau ordinaire précipite cette substance, et que les excipients organiques se combinent avec lui. Au fond, le Dr Bouveyron qui néglige de citer ceux qui ont préconisé l'iode avant lui, a voulu avoir sa formule à lui, marchant en cela sur les traces de la plupart des syphiligraphes, qui se croiraient déconsidérés s'ils faisaient comme les autres, et il a trouvé bien trop banal de prescrire de la teinture d'iode dans un peu d'eau ! Car, si je ne m'abuse, le sirop préconisé par le Dr Bouveyron, ne renferme à part l'eau distillée qui a servi à la dissolution du sucre que des substances organiques susceptibles de faire avec l'iode, à la longue, des combinaisons plus ou moins définies et complexes, ou simplement de le « dissimuler ». Avec de telles préparations, on ne sait jamais bien exactement ce que l'on prescrit. Le plus simple moyen, et à la fois le plus sûr de faire absorber de l'iode en nature, c'est de prescrire de la teinture. Il est probable qu'une minime partie de l'iode se combine avec les substances minérales ou organiques, que peut renfermer l'eau ordinaire ; mais le surplus, comme la préparation est absorbée séance tenante, n'est ni combiné, ni dissimulé, suivant en cela les lois de Berthollet régissant les corps en dissolution.

prendre plus d'une fois par jour [1]. Pour les malades dont l'état général laisse à désirer, on conseillera utilement l'usage, pendant tout le temps nécessaire, d'infusion de grains torréfiés d'ahouandémé, ou café nègre, (Cassia occidentalis, L.) Les états diathésiques ou pathologiques antérieurs seront combattus par des moyens appropriés, s'il y a lieu, car le plus souvent ils se trouveront améliorés par le traitement général prescrit. Le médecin veillera à ce que les fonctions gastro-intestinales des syphilitiques se fassent aussi parfaitement que possible.

Je ne saurais trop recommander, en dehors des bains de sublimé, qui répondent à une indication spéciale, l'hydrothérapie en général, notamment la douche froide matinale, les bains excitants (de Sierck ou de Salies,) une fois tous les 4 à 8 jours, les bains de vapeur, avec massage général du corps, une fois par semaine, surtout pour les sujets menant une existence sédentaire [2].

L'exercice, sous toutes ses formes, contribuera à rétablir les malades qui guériront d'autant plus vite qu'ils méneront une existence physique plus active. Le séjour à la campagne qui, seul, avec l'observation d'une

---

1. L'excès de café ou de thé joue un rôle considérable dans l'étiologie de certaines affections nerveuses, et hâte l'évolution de l'artério-sclérose. Qu'une syphilis survienne chez un individu abusant de ces boissons, appelées à tort hygiéniques : l'état pathologique antérieur subira une aggravation plus ou moins redoutable, suivant que la marche normale du mal nouveau sera, ou non, déviée par un traitement intempestif.

2. L'hydrothérapie a une grande importance dans le traitement de la syphilis. On n'a guère étudié cependant, au point de vue de ce mal, que les eaux sulfureuses, qui exercent une action tonique générale, augmentent les forces et l'appétit, et activent les échanges nutritifs de l'organisme. Il paraît également démontré, d'après les observations des Drs Cathelineau et de Lavarenne, publiées dans les Annales d'Hydrologie (t. XL, p. 35 et t. XLI, p. 53), que le traitement sulfureux, en boisson et en bains, active le passage du mercure antérieurement accumulé dans l'organisme. Et même ainsi qu'on l'a observé nombre de fois, c'est au cours ou à la suite d'un tel traitement que se sont manifestés des accidents tardifs d'hydrargyrisme. Mais la balnéation saline stimulante, les douches froides et surtout les bains de vapeur, jouissent aussi, d'une grande efficacité dans la syphilis C'est à ces derniers que seraient dues les notables différences observées dans la marche et les manifestations du mal chez les Arabes de Tunisie. La syphilis est d'autant plus atténuée qu'on avance dans les régions chaudes et pourvues d'eau, telles que le Djerid, le Hammam, Tozeur, Nefzaoua, où les indigènes font un grand usage des hammam. Dans les régions froides, au contraire, et celles où les eaux manquent, ou sont très peu abondantes, l'Arad, la Kroumirie, etc., on voit le mal évoluer avec un hideux cortège de manifestations tenaces et graves. (D[t] Rouquerol, Etude des eaux de Tunis et du Sahara tunisien. Th. de Paris, 1897.)

bonne hygiène, arrive à guérir la syphilis en trois ans, sera à conseiller toutes les fois que les circonstances le permettront.

Enfin, il sera parfois bon de prescrire aux sujets antérieurement mercurialisés, une fois le traitement iodé fini, une cure d'eaux sulfureuses.

*Durée du traitement et marche de la syphilis sous son influence; pronostic.* — Le traitement indiqué ci-dessus n'a point de contre-indications. Il sera applicable à toutes les formes de syphilis éruptives [1]. Il a une action remarquable et très prompte tout à la fois, sur les accidents de la période prodromique comme l'appelait Diday : *Céphalée, prostration, douleurs musculaires et courbature générale, disparaissent au plus défavorable vers le cinquième jour*, tout en étant notablement atténuées dès le premier, et, s'il n'y a pas eu encore à ce moment de roséole, il ne s'en produira pas; la *roséole exanthématique s'effacera en trois ou quatre jours;* sous l'action combinée du traitement interne des bains de sublimé et des applications mercurielles externes, *les syphilides papuleuses généralisées et les éruptions discrètes disséminées sur les téguments céderont en 5 à 20 jours*, sans laisser de traces durables. Par la continuation du traitement interne, la syphilis

---

1. Je dis syphilis éruptives, c'est-à-dire les syphilis dont l'évolution normale vers les téguments, n'est troublée par aucune cause thérapeutique ou pathologique. Car la teinture d'iode serait impuissante, je crois, contre certaines affections nerveuses tardives, telles que le tabès et la paralysie générale, et, d'une manière générale, contre toutes celles qui sont classées sous la dénomination de parasyphilitiques, affections que toute une école voudrait rattacher à la syphilis. Que cette infection survenant chez un individu ayant des prédispositions morbides héréditaires ou acquises du système nerveux, en hâte l'évolution, cela ne peut faire l'ombre d'un doute; mais qu'elle soit capable de les créer de toutes pièces, comme le prétend cette école, c'est ce qu'on ne saurait admettre, s'il faut s'en rapporter au seul témoignage bien sûr en pareille matière, celui de l'anatomie pathologique.

Par syphilis éruptives, j'entends les syphilis normales, caractérisées dans leur période active par trois lésions essentielles et distinctives, les plaques muqueuses, les papules de types variés, mais caractéristiques néanmoins, et les tubercules ; pouvant tardivement offrir des métastases, gommes et syphilides circonscrites à deux types : tuberculeuse-résolutive et tuberculo-ulcéreuse. Les autres syphilides dont Bazin a donné, en les multipliant par trop toutefois, de magistrales descriptions, sont principalement les syphilides miliaire, pustuleuse, vésiculeuse, etc., et se présentent chez les arthritiques et les dartreux surtout.

se réduira désormais à quelques plaques muqueuses de la bouche, de l'isthme du gosier et des orifices naturels (région anale ou vulvo-anale) ; traitées par de simples caustiques, mercuriels ou non, *celles-ci guériront pour reparaître avec persistance pendant 3 à 6 mois en moyenne,* c'est-à-dire tant que le malade sera en puissance de syphilis, et ce sera tout. Le traitement devra être prolongé jusque deux ou trois mois après la disparition définitive de ces accidents, et *il aura duré en tout de 6 à 8 mois,* chez un sujet sain et bien constitué. Il sera nécessairement un peu plus long pour un syphilitique habitant un grand centre urbain, surtout s'il a des habitudes par trop sédentaires.

Pour les alcooliques, la longueur du traitement dépendra du degré et de la durée d'intoxication antérieurement à la syphilis, et des troubles simplement fonctionnels, ou anatomiques, qui en sont la conséquence, existant au moment de l'infection. La syphilis se prolongera d'une manière indéfinie chez ceux qui ne voudront pas rompre avec leurs habitudes, malgré le traitement iodé, mais sans prendre de caractère de gravité. Chez les autres, au contraire, pour être plus tenace, elle finira par céder après 10 à 15 mois de traitement. Il en sera de même chez les grands buveurs de bière, et chez les individus, d'ordinaire rhumatisants ou arthritiques, atteints d'une infection gastro intestinale chronique, infection que décélera un état saburral persistant de la langue.

La teinture d'iode a une action des plus manifestes sur l'anémie si fréquente de la période initiale de la syphilis. L'examen microscopique du sang, fait une première fois avant l'institution du traitement, puis renouvelé aux dixième, vingtième et trentième jours du traitement, montre combien est rapide l'effet de la médication iodée sur sa reconstitution ; l'on verra celui-ci reprendre ses caractères normaux du quinzième au vingt-cinquième jour, sauf dans des cas exceptionnellement graves.

Pour les syphilis entreprises longtemps après leur début, ou traitées déjà par le mercure, il sera prudent de faire suivre, dans l'année qui suivra la disparition définitive des accidents, une cure iodée pendant deux ou trois mois, de préférence au printemps.

Quant à certains accidents, si tenaces en présence des traitements classiques, comme le psoriasis palmaire, et les érosions de la langue à récidives fréquentes, ils ne résisteront pas longtemps au traitement iodé. Le malade pourra continuer à fumer, s'il en a l'habitude, sans avoir à craindre que l'irritation produite par la fumée du tabac favorise de nouvelles poussées du côté de la langue ou dans la cavité buccale ; mais il ne le fera qu'avec modération pour éviter l'intoxication tabagique qui serait susceptible de nuire, dans une certaine mesure, à la guérison.

En somme, le traitement iodé, tel qu'il a été exposé plus haut, réduit la syphilis à un minimum de manifestations qu'il faudra s'attendre à voir se reproduire pendant un temps plus ou moins long, mais qui n'arrivera jamais, chez un sujet sain et bien constitué de par ailleurs, au terme d'un an. Le virus sera complètement éliminé en quelques mois, et on pourra considérer le mal comme enrayé définitivement lorsque, ayant été traité dès les premiers mois de son éclosion, et la médication poursuivie régulièrement avec de bonnes conditions hygiéniques, le malade aura été plus de deux mois sans présenter la moindre manifestation. Le pronostic est donc des plus bénins. Je ne ferai de réserves que pour les malades qui ont suivi antérieurement un traitement mercuriel ou dont la syphilis se complique d'autres états pathologiques graves.

Je ne donnerai ici que trois observations ; toutes celles que je pourrais donner sont semblables, à quelques détails près, aux deux premières. La troisième est celle d'une syphilis maligne précoce, l'une des rares que j'ai eu à traiter.

I. — *Obs. due à l'obligeance du Dr de Mahis* (de Cérilly, Allier.) — « X*'*, boucher, âgé de 25 ans, vient me trouver dans le courant de juillet 1895, se plaignant d'éprouver des — brûlures — dans la bouche. A l'inspection il est facile de constater que ces brûlures sont occasionnnées par de superbes plaques muqueuses. Le malade me raconte d'ailleurs, qu'il y a deux mois, il a eu une écorchure au niveau du frein de la verge, avec un petit gonflement très dur ; que cette écorchure, tout a fait indolente, a disparu comme elle était venue ; à la suite, il a eu des taches rosées sur le corps, et, depuis quelque temps, ses cheveux tombent. Il ne reste plus trace d'induration actuellement mais les ganglions inguinaux sont considérablement hypertrophiés. J'institue aussitôt le traitement iodé qui sera suivi régulièrement jusqu'en fin décembre 1895 : cinq gouttes de teinture d'iode dans un peu d'eau, tous les matins à jeun, à continuer pendant trois semaines environ, avec intervalle de repos de huit jours chaque mois. Le traitement local consiste en des cautérisations des plaques muqueuses avec du nitrate acide de mercure. Après quelques mois, les accidents ont fini par céder. Plus de plaques muqueuses, les cheveux ne retombent pas, et ont repoussé, les adénopathies hypertrophiques sont complètement résorbées et l'état général est excellent. Depuis, ce malade a été revu à différentes reprises, mais il n'a pas eu la moindre manifestation syphilitique.

II. (*Obs. d'une syphilis consécutive à un chancre extra génital*). — Mme B*** allaite pendant quelque temps un nourrisson qui meurt d'une syphilis congénitale, après avoir présenté comme accidents, du coryza, des plaques muqueuses à la bouche et au pourtour de l'anus, une éruption cuivrée aux fesses et derrière les cuisses, et, en dernier lieu, des ulcérations profondes au cou. Le 28 juin 1892, apparition d'un chancre à la base du mamelon gauche, induration nette à partir du quatrième jour, puis sclérome volumineux, et engorgement de la masse des ganglions axillaires correspondants. Le chancre est pansé à l'iodoforme ; la syphilis n'en évolue pas moins avec rapidité ; il survient une anémie profonde avec courbature générale, céphalée gravative intolérable. Le traitement iodé est seul institué le jour même où vient de paraître un exanthème roséolique intense : solution d'iodure additionnée de trois gouttes de teinture d'iode. Tous ces accidents disparaissent en quelques jours ; il ne se produit plus que quelques rares plaques muqueuses à la vulve et aux piliers antérieurs de l'isthme du gosier, qui, cautérisés régulièrement avec une solution de chlorure de zinc au 500°, guérissent et reparaissent aux mêmes places pour disparaître définitivement en décembre 1892. La guérison ne s'est pas un seul instant démentie depuis.

III. (*Syphilis maligne*). — Au commencement de l'année 1894 je fus appelé à donner mes soins au sieur S. D., âgé alors de 52 ans, qui etait atteint d'accidents syphilitiques

généraux et locaux graves : gros syphilome scléro-gom-
meux occupant tout le prépuce, ulcéré sur toute sa surface,
recouvrant presque entièrement le gland ; adénite inguinale
double ; çà et là sur le corps, les membres, le cou et la
face, en assez grand nombre, des lésions rappelant par
leur aspect des accidents tardifs ou tertiaires, très grosses
papules aussi volumineuses que des gommes, entremêlées
d'une éruption rupiforme ; anémie et adynamie complètes.
L'état général était tellement déplorable que le malade
voulait se détruire. Jusque là il avait été prescrit, par un
confrère, des pilules contenant du mercure et de l'iodure
de potassium, et que le malade avait prises pendant une
vingtaine de jours.

J'instituai le traitement iodé et fis faire, sur les lésions du
corps et des membres supérieurs seulement, des onctions
avec du glycéré au précipité blanc, tandis que le chancre
devait être enduit, matin et soir, de glycéré à l'oxyde blanc
d'antimoine. Dès le cinquième jour, il se produisit une
réaction franchement inflammatoire et très douloureuse
autour des gommes existantes, et une forte poussée de
papules nouvelles, indolentes. L'inflammation céda cependant en trois jours à des badigeonnages de teinture d'iode.
En une semaine le chancre se cicatrisa, mais le syphilome
continua d'augmenter de volume (sans s'ulcérer de nouveau) au point de recouvrir entièrement le gland. Pendant
une vingtaine de jours le traitement ne parut guère produire d'effet. Petit à petit, cependant, les accidents s'amen-
dèrent. L'adénopathie inguinale et les premières papules
avaient entièrement disparu pour la fin du deuxième mois ;
il y eut une nouvelle poussée de syphilides papuleuses de
très petite dimension, qui céda rapidement. Dès le premier mois de ce traitement, j'avais prescrit en raison de
l'anémie persistante du malade, de l'arsenic (Liq. de
Fowler,) dans l'intervalle des cures iodées. Les derniers
vestiges de l'induration disparurent, et il n'est resté, pour
toute trace du syphilome primitif, qu'une pigmentation
annulaire bronzée faisant le tour d'un prépuce rudimen-
taire. Toutes les autres lésions ont disparu sans laisser de
traces, à l'exception de celles des jambes, contre lesquelles
je n'avais prescrit que des badigeonnages de teinture d'iode.
Il y eut au deuxième mois une amaurose légère de l'œil
gauche ; mais elle céda en moins de huit jours à des onctions
de pommade hydrargyrique faites sur la région temporale
correspondante.

Il ne s'est rien produit depuis le mois de juin 1894 ; le
traitement fut suspendu en août de la même année et a été

suivi de nouveau pendant les quatre premiers mois de 1895, par mesure de prudence.

La teinture d'iode, dans le traitement de la syphilis, me paraît devoir être l'idéal du médicament. Elle parvient à guérir en vingt jours à deux mois, dans les cas les plus favorables, sinon seule, du moins avec l'aide de la cautérisation et des onctions mercurielles, le chancre induré, accompagné ou non d'adénopathie satellite : ce qu'on n'a pu faire encore par aucun procédé thérapeutique. La rapidité avec laquelle disparaissent sous son influence, et avec l'aide des applications hydrargyriques externes, les diverses manifestations secondaires de la syphilis, la durée relativement courte du traitement, (de cinq à huit mois environ, que le mal soit pris à son début, ou qu'il dure depuis longtemps), pour assurer la guérison définitive, montre qu'elle est de beaucoup supérieure à tous les agents thérapeutiques mis en œuvre jusqu'à ce jour, et qui ne guérissent qu'imparfaitement et au prix de plusieurs années de traitement. Avec la teinture d'iode, il n'y a pas à redouter de voir se produire d'intolérance médicamenteuse, puisqu'elle jouit à une très petite dose de son maximum d'efficacité. Enfin le traitement est des plus pratiques, et il peut se suivre partout.

Comment agit la teinture d'iode ? Je ne crois pas qu'elle ait une action directe sur le virus syphilitique lui-même, sans quoi il semblerait qu'elle dût mieux réussir à fortes doses, ou à doses moyennes longtemps prolongées sans interruption. C'est tout le contraire qui a lieu, comme j'ai pu m'en assurer par quelques expériences : si elle est donnée d'emblée à dose intensive, son action bienfaisante ne va guère au delà de sept ou huit jours, et, ainsi prescrite, elle peut n'être pas sans danger dans certains états pathologiques ; si on l'administre à doses moyennes trop longtemps prolongées sans interruption, son action diminue par le fait de l'accoutumance, ou autrement.

Ce serait une erreur de croire que la teinture d'iode et l'iodure de potassium agissent de la même manière, comme le disent les traités de thérapeutique. L'action isolée de l'iodure de potassium est à peu près nulle, au point de vue *curatif,* dans le traitement de la syphilis, comme d'ailleurs celle de tous les autres iodures, qui est encore moindre. Certaines combinaisons organiques iodées vantées depuis quelques années, l'iodalbacide, l'iodipin, etc., tout en ayant une action marquée contre certains accidents syphilitiques, surtout après un traitement mercuriel préalablement institué, ne valent certainement pas mieux que l'iodure de potassium, qui reste, au fond, le plus puissant des iodures. Després a employé ce dernier sel systématiquement contre la syphilis, à petite dose ; il n'avait nullement la prétention d'arrêter le cours du mal, mais simplement de tonifier l'organisme. Les fortes doses que Puche donnait jadis (il allait parfois jusqu'à faire prendre à un malade 50 gr. d'iodure par jour) agiraient encore moins bien, et occasionneraient des accidents généraux d'une certaine gravité.

La teinture d'iode est infiniment plus active ; j'ai pu le constater, bien des fois, dans quelques expériences comparatives faites sur des syphilitiques traités, les uns avec l'iodure de potassium, les autres avec la teinture d'iode, en ayant soin de choisir des syphilis à manifestations récidivantes et tenaces. La première observation du chapitre suivant est des plus probantes à cet égard. J'ai pour habitude cependant, d'associer à la teinture d'iode, surtout chez les malades ayant déjà subi un traitement mercuriel, de l'iodure de sodium, bien que parfois cette association m'ait paru avoir de moins bons résultats immédiats ; je le fais dans le but de faciliter l'élimination du mercure et pour contrebalancer les effets que le mal, en se prolongeant, a pu avoir sur le système artériel [1].

La teinture d'iode a été préconisée en 1865 par Guillemin [2], comme supérieure à l'iodure de potassium,

---

1. L'iodure de sodium ne fait sans doute que traverser l'économie, sans éprouver de changement appréciable ; c'est du moins en iodure de sodium et carbonate de potasse que se transforme l'iodure de potassium absorbé, et ce, dans une certaine limite, variable suivant les individus. Au delà de cette limite, le surplus de l'iodure de potassium est éliminé en nature. (Cf. LAFAY, *Élimination urinaire de l'iode.* Th. de Paris, 1893).

2. GUILLEMIN, Gazette hebdomadaire, 1865, p. 134, 200 et 215. Quelques années auparavant, Fontanetti avait préconisé, pour les cas où le traitement mercuriel était mal toléré, une composition qu'il appelait saccharure

et il l'ordonnait, contre les accidents secondaires, en solution aqueuse renfermant, par litre, cinq grammes de teinture d'iode au 10ᵉ ou au 12ᵉ. Les résultats obtenus se résumaient ainsi : les lésions restaient stationnaires au début, puis, vers le douzième jour, survenait une modification heureuse, et les accidents marchaient à la guérison pourvu que la solution fût continuée sans interruption. La dose quotidienne était de 2 à 3 grandes cuillerées par repas. De fait, quoique l'administration de l'iode doive être remise à un certain temps avant les repas, à cause des combinaisons que cette substance peut former avec les aliments, et parce que les médicaments pris à jeun ont, en général, une action plus grande, la teinture d'iode, employée seule, réussit bien ; mais pour qu'une poussée généralisée d'accidents disparaisse rapidement, il faut en même temps la traiter par des topiques mercuriels qui, seuls, ne réussiraient pas de leur côté [1].

Il se forme au niveau des lésions, et probablement sous l'influence de l'air extérieur, une combinaison entre le sel mercuriel employé comme topique et la teinture d'iode, et surtout l'iodure de potassium : il en

d'iode : c'était un mélange, obtenu par trituration, de 0 gr. 05 d'iode pour 12 gr. d'alcool et 25 de sucre raffiné, qu'il fallait prendre en 3 à 5 jours (V. Gaz. des Hôp., 1856).

Antérieurement à ces auteurs, il ne semble pas que la teinture d'iode ait été employée pour combattre des accidents syphilitiques. On trouve bien dans les ouvrages relatifs à la syphilis des assertions qui le laisseraient croire ; mais, si l'on vérifie les références données, on voit qu'il n'en est rien. Ou bien les accidents réputés syphilitiques à l'époque où la teinture d'iode prit sa place dans la thérapeutique, étaient des affections toutes différentes, comme la blenorrhagie, classée alors parmi les accidents primitifs de la vérole ; ou bien il s'agit de composés complexes dans lesquels l'iode peut bien entrer, associé à du bichlorure, comme dans la formule de Buisson (in th. de Paris, 1825, n° 223), et même de combinaisons nettement définies, comme le biiodure de mercure, vanté, en tant que produit iodé, par Brera (Saggio s. iodio, 1823).

La teinture d'iode a été employée avec succès par plusieurs médecins contre la blennorrhagie, entre autres par Richond. (Cons. gén. s. l'iode, Arch. gén. de Méd., 1824. et Henri, (Bull. de la Soc. d'Emul., 1824, p. 311). Cette substance réussit fort bien, en effet, si elle est convenablement employée. On pourrait y ajouter, comme je l'ai proposé en 1896, les injections uréthrales de glycérine boriquée à saturation à chaud.

1. Guillemin, imbu sans doute de l'idée érigée par Ricord, en principe inéluctable, que la syphilis ne guérit pas définitivement, n'a pas poussé ses recherches jusqu'au bout, Il a eu d'ailleurs plusieurs insuccès, qui étaient dus à deux causes : à des doses trop fortes d'iode, et à l'administration trop prolongée et peu méthodique du médicament.

résulte une guérison très prompte de ces lésions. La chose pourrait paraître surprenante à première vue ; mais il y a longtemps qu'on a signalé les accidents occasionnés par l'emploi simultané d'un traitement ioduré à l'intérieur, et de calomel en collyre sec[1]. Cela ne saurait se comprendre sans une combinaison résultant du contact, en présence de l'air, des composés ioduré ou iodé et hydrargyrique. Le fait est facile à prouver expérimentalement : que l'on applique sur un point quelconque de la peau, chez une personne sensible aux iodures, du glycéré au précipité blanc, ce dernier n'occasionnera aucune lésion. Mais, si elle prend en même temps un iodure, avec ou sans teinture d'iode, il se produira au niveau du point d'application de topique, une irritation parfois vive de la peau, se traduisant par de la rougeur et de la cuisson. Cette action sera beaucoup plus prononcée avec de l'iodure de potassium. Un jour, en ayant prescrit pour un enfant atteint d'un coryza syphilitique, déjà traité par de la pommade au précipité blanc, je vis éclater une intoxication hydrargyrique qui se traduisit, entre autres symptômes, par un liseré gris-noir occupant tout le bord libre des maxillaires, bien que l'enfant eût à peine 3 mois.

Si l'on traite les lésions par de la teinture d'iode avec ou sans iodure, on les voit se réduire bientôt à quelques rares plaques muqueuses de la cavité bucco-pharyngienne et des orifices naturels, lésions qui, traitées par le nitrate d'argent ou le chlorure de zinc guérissent pour se reproduire, à plusieurs reprises, à la même place. Traitées avec un topique mercuriel tel que le nitrate acide, elles guériront plus rapidement et auront moins de tendance à se reproduire. Serait-il rationnel d'admettre, en présence d'un tel fait, que, par les plaies en voie de guérison non traitées par le mercure, il se fait une résorption de l'élément virulent, d'où la reproduction des accidents pendant un temps plus ou moins long ? Cette hypothèse n'a rien d'invraisemblable ; en

---

1. HENNEQUIN, *Accid provoqués par le calomel emp. en collyre simul. avec l'iod. de pot. pris à l'int.* (Gaz. des Hôp., 1867, p. 99). — LAGARDE, *Nouv. observ. d'accid. prov. par le calomel*, (Gaz. des Hôp. 1867, p. 513,) etc..

effet, comme l'a fort bien remarqué le Dr Seleneff, aussitôt après la guérison d'une poussée éruptive généralisée, le taux des globules rouges et surtout celui de l'hémoglobine, qui atteignaient la normale au moment de la cicatrisation des accidents, diminuent de nouveau indépendamment de toute manifestation évidente nouvelle de syphilis. En fin de compte, et que l'on emploie, ou non, les topiques mercuriels, contre les lésions locales, le principe virulent finit par être anéanti en six ou huit mois, si les conditions hygiéniques sont bonnes d'ailleurs [1].

*Possibilité d'appliquer, dans les armées de terre et de mer, le traitement iodé.* — C'est surtout avec des jeunes gens, en général vigoureux et sans tare bien accentuée, comme le sont les soldats et les marins, que le traitement iodé sera susceptible de donner ses plus beaux résultats. Il y aurait à son application un double avantage : la guérison définitive des malades au bout d'un temps très court, et la suppression presque totale du séjour des malades à l'hôpital, ce qui épargnerait à l'Etat des dépenses inutiles. Les hommes pourraient être soignés dans les infirmeries régimentaires, pour les accidents généraux de la période prodromique, par exemple, sauf à reprendre leur service aussitôt ces accidents calmés, car le séjour à l'infirmerie ou à l'hôpital, au point de vue de l'état général, serait une con-

1. La syphilis, par le traitement iodé suivi un temps suffisant, est bien *définitivement guérie* en moins d'un an. Je me contenterai à ce sujet, de répéter ici, en substance, ce que j'écrivais dans la préface de ma 2e édition : que ceux qui auront des loisirs et de la patience, prennent un malade, autant que possible sans tare diathésique, et atteint de manifestations secondaires, depuis deux mois au plus, n'ayant subi aucun traitement mercuriel interne, et qu'ils le soumettent à la médication exposée dans ce chapitre. Après un temps qui n'excédera pas neuf mois, les accidents disparaîtront pour ne plus se reproduire. Que, si le sujet y consent, ils le soumettent, au moins trois ans après la disparition des derniers accidents, à une réinoculation syphilitique (avec du pus de plaque muqueuse au début ou de chancre induré, de préférence) : ils lui donneront une nouvelle vérole, avec un chancre induré comme phénomène initial, que suivront bientôt les accidents secondaires. Et cette expérience pourra être renouvelée, après un temps suffisant, sur le même sujet, lorsqu'il aura été guéri de sa nouvelle syphilis. Il faut que la guérison ait été définitive depuis au moins trois ans pour que l'expérience réussisse nettement. Si on la faisait après un intervalle insuffisant, on donnerait bien une nouvelle syphilis, mais elle évoluerait sans chancre initial.

dition défectueuse du traitement, qui comporte l'exercice
et le grand air. On sait que le seul fait d'être renfermé
dans des appartements, sans en sortir, abaisse considérablement le nombre des globules rouges et leur
richesse en hémoglobine. Il ne serait sans doute pas
difficile d'assurer les deux prescriptions suivantes,
même avec les exercices et les marches imposés aux
troupes : conduite des malades à l'infirmerie, le matin,
pour y prendre la dose du médicament essentiel, en
présence du médecin, et privation de sorties pendant
une période plus ou moins longue, mais qu'on pourra
ne pas prolonger au-delà de deux mois, dans les circonstances les plus favorables.

# CHAPITRE V

C'est lorsqu'il est appliqué à des femmes grosses, qu'un traitement antisyphilitique donne bien réellement la mesure de sa valeur. Il faut convenir que les méthodes actuelles de traitement, quelles qu'elles soient, ne donnent pas de brillants résultats, et on en est encore réduit à dire comme autrefois Diday : « En « compulsant les observations où des parents syphi- « litiques ont eu successivement un grand nombre « d'enfants, on remarque que, même en l'absence de « tout traitement général, la maladie sévit plus forte- « ment sur les aînés, et qu'elle s'adoucit ensuite à « mesure que ses victimes se multiplient. A la pre- « mière couche, un avortement a lieu à cinq mois ; il « est moins hâtif à la seconde. La troisième donne un « enfant à terme, mais faible et non viable ; le qua- « trième naît avec une constitution plus résistante... « Ce qu'on observe, en un mot, c'est une diminution « graduelle de l'impression diathésique sur la progéni- « ture [1]. »

Telle est, en effet, l'évolution, fatale pour ainsi dire, du mal au regard de la grossesse. Aussi n'est-il pas surprenant qu'à ce point de vue spécial l'emploi du

1. DIDAY, *Traité de la syphilis des nouveau-nés et des enfants à la mamelle*, Paris, 1854, p. 183.

mercure ait suscité des controverses passionnées. Dès 1781, Doublet le proscrivait complètement. Plus tard, en 1810, Bertin, sans y être hostile, reconnaissait cependant qu'il n'empêchait nullement les avortements de se produire. Colson[1], en 1828, affirma que le mercure lui-même pouvait être une cause d'avortement. Huguier, dans un rapport sur la question, lu à l'Académie de médecine en 1840, portait des conclusions plus sévères encore : « L'avortement survenant chez les femmes vérolées est plutôt la conséquence de l'usage du mercure, que de la maladie elle-même. » Depuis la mort de Diday et de Després, champions ardents et convaincus, en France, quoique à des degrés divers, de l'antimercurialisme, les syphiligraphes et accoucheurs sont d'avis d'administrer le mercure. Le Prof. Fournier va même jusqu'à dire qu'il est absolument faux que le mercure favorise l'avortement dans la syphilis. Il veut bien toutefois reconnaître qu' « il n'est pas rare de voir des femmes syphilitiques avorter au cours ou à la suite d'un traitement mercuriel ». Mais un peu plus loin, il paraît regretter cette concession : « D'une façon très évidente, dit-il, le mercure réussit dans la plupart des cas à prévenir l'avortement, à prolonger la grossesse, et à la conduire jusqu'à son terme normal. [2] » On peut d'ailleurs lire quelques pages plus haut : « Non seulement un traitement (mercuriel) méthodiquement institué et surveillé restera innocent des méfaits illusoires dont on l'accuse, mais encore il constituera en l'espèce le meilleur et le plus sûr moyen dont nous disposions pour mener à terme la grossesse et sauvegarder le fœtus. »

Il n'en est rien malheureusement, et ceux qui ont essayé des traitements classiques ont pu constater, dans l'immense majorité des cas, leur impuissance absolue contre les prédispositions à l'avortement, créées par la syphilis, et bien plutôt *la mort in utero du fœtus.* Car il conviendrait de s'entendre sur le sens à donner à l'expression *avortement syphilitique,* que l'on voit em-

---

1. Colson, *De l'influence du traitement mercuriel sur les fonctions de l'utérus.* (Arch. gén. de Méd., 1828, t. XVIII, p. 24.)
2. Prof. Fournier, *Syphilis et mariage,* 2ᵉ éd., p. 305 et 308.

ployer, dans certains traités, à tort et à travers. L'avortement syphilitique vrai est en réalité bien rare ; j'entends celui qui se produit au moment où éclatent chez la mère des phénomènes généraux accentués, tels que céphalée, courbature, etc., avec expulsion d'un produit *vivant*. Mais peut-on bien appeler *avortement syphilitique* l'expulsion prématurée d'un fœtus déjà tué par la vérole, ce qui est le cas le plus ordinaire ? L'avortement n'est alors qu'un épiphénomène, dû bien plus à la mort du fœtus, qu'à la syphilis elle-même. Lorsque l'avortement survient chez une syphilitique dans les trois ou quatre premiers mois de la grossesse, ce n'est pas la syphilis qu'il faut incriminer ; il est presque toujours possible de déceler une autre cause.

Le Prof. Fournier[1] paraît convenir implicitement d'ailleurs de l'inefficacité du mercure, ainsi qu'on pourra en juger par les deux paragraphes suivants que j'emprunte à son travail, et que je donne tels quels, quoique le second contredise assez formellement le premier.

« Très communément on rencontre des faits se résumant en ceci : deux époux syphilitiques commencent par engendrer une série d'enfants qui tous, ou bien meurent avant de naître, ou naissent syphilitiques. Ils se traitent alors. Consécutivement ils procréent d'autres enfants, qui viennent à terme, vivants et sains.

« *Il n'est même pas très rare qu'on puisse suivre dans une série de grossesses l'influence progressive du traitement.* Chaque grossesse, alors, marque un acheminement vers la guérison. J'ai recueilli plusieurs faits de ce genre, entre autres le suivant : Un jeune homme se marie en dépit d'une syphilis encore récente, très négligemment traitée. Sa femme, contagionnée presque aussitôt, avorte quelques mois plus tard. Les deux époux commencent alors à se traiter sérieusement. Succèdent quatre grossesses, très rapprochées les unes des autres, qui se terminent comme il suit : 1° *Accouchement avant terme ; enfant mort-né ; — 2° Accouchement à terme ; enfant syphilitique mourant à l'âge de quelques jours ; — 3°* Accouchement à terme ; enfant

1. Prof. FOURNIER. *Syphilis et mariage*, p. 207-208.

syphilitique mais survivant ; — 4° Accouchement à terme ; enfant *sain*. »

C'est vraiment s'abuser soi-même et vouloir abuser les autres que de donner une telle observation comme un succès à l'actif du traitement. On obtiendrait certainement mieux sans mercure, avec un régime fortifiant, de bonnes conditions hygiéniques, le séjour à la campagne ou sur le littoral. Ce que dit le Prof. Fournier est une allégation soutenue pour les besoins d'une cause, et il met sur le compte du mercure ce qui n'est qu'un effet de la nature, et de l'épuisement du mal qui provoque la mort du fœtus. Il y a tant de faits d'avortement chez les femmes traitées par le mercure, qu'on ne saisit pas bien comment le mercure agirait bien pour les unes, tandis qu'il agit si mal pour les autres.

Mais n'est-il pas des cas cependant, où l'on pourrait accuser le mercure d'avoir ajouté son action nocive à celle de la syphilis, ou même d'avoir à lui seul occasionné parfois la mort du fœtus et son expulsion prématurée ? Dans une thèse faite sous l'inspiration et le patronage du Prof. Fournier, le Dr Stef[1], cherchant à concilier des opinions divergentes, tire, d'après les leçons du maître, cette conclusion assez plaisante que, s'il est un hydrargyrisme toxique pouvant provoquer l'avortement, il est un hydrargyrisme thérapeutique qui, loin de provoquer un aussi déplorable résultat, en diminuerait au contraire les chances ! Seulement il a négligé de nous dire où commence l'hydrargyrisme toxique, et quelles sont les limites de l'hydrargyrisme thérapeutique.

On a, depuis longtemps, établi que l'intoxication mercurielle chronique[2], de même que l'intoxication saturnine[3], et d'autres, trouble profondément la marche de la grossesse et tue le fœtus bien avant qu'il ait accompli son entière évolution, souvent même avant le sixième mois, qui est le terme presque mathématique dans la syphilis. Je me contente de les mentionner.

1. STEF, *Mercure et grossesse*, Th. de Paris, 1891.
2. LIZÉ (du Mans), in Union médicale de 1862.
3. CONSTANTIN PAUL, in Arch. Gén. de médecine, mai 1860.

Mais il est un fait non moins certain, c'est que, aux époques où Doublet, Colson et Huguier se montraient hostiles au mercure, les doses employées par la plupart des médecins étaient considérables, et les attaques contre le médicament n'étaient que trop souvent justifiées.

A ce point de vue, les observations données dans son travail par Colson, ont d'autant plus de valeur qu'il est impossible de voir la syphilis dans les affections pour lesquelles quatre des malades sur six furent traitées par le mercure ; et pour l'une des deux autres, sinon les deux, la question reste douteuse. Peu supportèrent le traitement interne, et c'est à peine si une seule put approcher du compte des doses (36 à 40, d'un demi-grain de chlorure mercurique chaque jour), qui se prescrivaient pour un traitement, *dans les cas les plus simples*. Colson a aussi remarqué la très grande nocivité des frictions à l'égard du fœtus, qui meurt d'abord, tandis que la liqueur de Van Swieten provoque des menaces d'avortement et l'avortement lui-même, au moment où éclatent des signes accentués d'intolérance gastrique [1]. Quant au protoiodure qui, préconisé d'abord par Coindet et Biett, et mis en vogue par Ricord, est encore, pour les classiques, le médicament de choix, on ne le prescrivait jamais à moins de 10 centigrammes, et les doses courantes étaient de 15 et 20. Or, il n'est pas une femme, syphilitique ou non, qui pourrait conserver, même un mois, le produit de la conception sous l'influence de pareilles doses, en admettant qu'elle pût les tolérer. C'est ce qu'avait fort bien reconnu Guérin [2], mercurialiste convaincu pourtant ; et il cite l'exemple de deux femmes syphilitiques grosses, l'une de trois mois, l'autre de cinq, qui, sou-

---

1. COLSON, *Op. cit.*, p. 37 à 48. — Ricord prescrivait couramment, vers 1840, même chez les femmes grosses, des doses de chlorure mercurique de 2 à 4 grains par jour. Bertin, qui avait une grande expérience des maladies vénériennes et employait de bien plus petites doses, écrivait pourtant, trente années auparavant : « Quelques femmes enceintes ne sont pas incommodées par le m. s. (muriate suroxygéné) de mercure ; mais il paraît cependant irriter l'estomac et le système nerveux du plus grand nombre ; et le mode de traitement qu'elles paraissent supporter le mieux consiste dans les frictions mercurielles données à petites doses et à des intervalles très éloignés. » (BERTIN, *Tr. de la mal. vén.*, 1810, p. 167.)

2. A. GUÉRIN, *Mal. des org. gén. ext. de la femme*, 1864, p. 226.

mises à un traitement de cinq centigrammes de protoiodure, matin et soir, avortèrent, la première au 17ᵉ
jour, l'autre au 22ᵉ. Et, sans pour cela proscrire le mercure dans la grossesse, il jugea prudent de n'en pas
donner, sous forme de protoiodure, au-delà de 0 gr. 05
centigrammes par jour.

Je dois à la vérité de dire que, au regard de la grossesse, tous les composés mercuriels ne sont pas également nuisibles. Les sels solubles prudemment administrés sont, en somme, les plus susceptibles de ne pas
donner de mauvais résultats. Kluge avait remarqué de
très grandes différences entre le bichlorure et le calomel, et on a cité des cas de mort du fœtus *in utero*,
provoquée par l'abus de ce dernier sel, chez des femmes
non syphilitiques [1].

Les deux grands résultats de la lutte menée par les
antimercurialistes ont été : 1º de faire diminuer les
doses que l'on avait jadis l'habitude de prescrire dans
la syphilis ; 2º de faire substituer au régime débilitant,
auquel les malades étaient soumis, un régime reconstituant. Mais si les doses ont diminué, si, d'autre part,
le régime permet à l'organisme anémié par l'infection,
de résister plus vigoureusement, on n'est point parvenu
à enrayer bien sensiblement les effets désastreux de la
syphilis sur la grossesse et le produit de la conception.
L'unique raison de ce fait, c'est que les doses sont
encore excessives.

On peut se trouver en présence de deux ordres de
malades : ou bien la syphilis a été acquise au cours de
la grossesse, ou bien elle l'a précédée. Dans le premier
cas, l'expérience a montré que, indépendamment de
tout traitement, l'enfant a d'autant plus de chances de
naître vivant que la contamination de la mère est plus
éloignée du moment de la conception. Même la syphilis, contractée dans les derniers temps de la grossesse,
n'est que bien rarement une cause d'accouchement
prématuré. Et l'enfant, à sa naissance, pourra offrir
l'aspect d'une bonne santé ; mais, au bout d'un temps
variable, du dixième au quarantième jour en moyenne,

---

1. V. entre autres celui qui est rapporté dans les Ann. de la Soc. méd.
d'Emul. de la Flandre Occ., 1849.

mais plutôt vers ce dernier terme, l'infection se traduira par des plaques muqueuses ou par une syphilide. On n'a cité que de très rares cas où une femme, ayant été contaminée dans le dernier mois de sa grossesse, ait donné le jour à un enfant resté, dans la suite, indemne de toute tare syphilitique.

Lorsque la contamination est antérieure à une première grossesse, mais de peu de temps, on observe, si les grossesses se répètent, une série d'avortements, puis les enfants arrivent à terme, mais syphilitiques, enfin, à la longue, ils naissent sains, mais avec la perspective, dans des cas fort rares d'ailleurs où l'état de santé n'est qu'apparent, de présenter des accidents plus ou moins tardifs. Et cela, que les mères soient traitées ou non ; il est à noter que la période durant laquelle il se produira des avortements, sera d'autant plus longue, indépendamment de toute cause pathologique pouvant les favoriser ou les provoquer, que les grossesses se succéderont à des intervalles plus rapprochés, la grossesse trop répétée étant par elle-même une cause puissante de débilitation de l'organisme.

On rapporte, en faveur du traitement mercuriel de la grossesse syphilitique, des observations où il paraît avoir eu une heureuse influence. Mais ces cas heureux, je l'ai déjà dit, ne sont pas rares chez les syphilitiques soumises à un régime reconstituant, et à une hygiène bien entendue. Si, au lieu de s'en rapporter aux observations prises avec la préoccupation de défendre la cause du traitement mercuriel, on prend celles qui ont été rapportées dans un autre but, on verra où se trouve la vérité. Prenons, par exemple, celles qui ont été publiées pour démontrer le passage du mercure à travers le placenta, et que je vais résumer le plus brièvement possible [1] :

I. — G. entre à l'hôpital le 10 novembre 1888, grosse de 7 mois, pour un chancre syphilitique génital. Expulsion le 13 novembre, d'une enfant « bien portante », pesant 2 kil.

---

1. Cathelineau et Stef, *Passage du mercure à travers le placenta.* Ann. de Dermat. et Syphil., 1890, p. 504 et 972 (Observations prises dans le service du prof. Fournier.) — Le fait du passage du mercure au fœtus avait été jadis observé par Vannoni qui, pourtant, employait de très faibles doses de bichlorure : un dixième à un sixième de grain, progressivement.

500, avec rougeurs des fesses et plaques du voile du palais, estimées spécifiques, et qui meurt à 2 mois. Sortie le 19 janvier 1889. — Depuis, *plusieurs poussées d'accidents traités régulièrement à l'hôpital.*

Nouvelle grossesse. Entrée à l'hôpital le 12 avril 1890, au 8ᵉ mois de la grossesse ; plaques muqueuses buccales. Traitement institué : par jour, 4 gr. d'onguent mercuriel en frictions, et à l'intérieur 4 gr. d'iodure de potassium. Commencement du travail le 9 mai, et, le 10 mai, expulsion d'un enfant mort pendant la durée du travail.

II. — H. G., 20 ans ; entrée le 13 septembre 1890. Dernières règles, le mois de juin. Boutons indurés anaux, suivis 2 mois après de roséole et d'alopécie. Actuellement syphilides des nasales, vulvaires, anales. Traitement institué : frictions quotidiennes avec 4 gr. d'onguent mercuriel.

26 septembre : expulsion d'un fœtus de 5 mois.

III. — R. R. 29 ans, entre à l'hôpital le 26 septembre 1890 ; expulsion le 5 novembre d'un enfant à terme, légèrement macéré. Chancre des grandes lèvres au 4ᵉ mois, roséole vers le 6ᵉ. Traitement : 0,05 de protoiodure par jour, du 3 au 24 septembre ; 1 cuillerée de liqueur de V. Swieten, du 27 septembre au 10 octobre ; du 10 octobre au moment de l'accouchement, frictions.

IV. — L. H. entre à St-Louis le 7 novembre (?). Chancre induré au 5ᵉ mois ; le 7ᵉ mois, accouchement prématuré d'enfant vivant. Traitement : du 8 au 18 novembre, frictions. (Observation manquant de détails suffisants.)

V. — F. 40 ans, enfant arrivé à terme. Traitement mercuriel sans frictions. (Observation encore plus incomplète que la précédente.)

Lorsque je traiterai de la syphilis dite conceptionnelle, j'en citerai encore d'autres. La seule chose à retenir des observations précédentes, c'est que si le mercure à doses moyennes ou faibles peut ne pas provoquer l'expulsion prématurée du fœtus, il ne corrige que très imparfaitement l'action de la syphilis. Notons pourtant ce fait de la nocivité des frictions qui, dans les observations 1, 2, 3 et 4, a paru hâter le dénouement (expulsion prématurée ou mort du fœtus), ce qui corrobore les expériences de Gaspard, rapportées dans le chapitre du mercure, et la remarque de Colson.

Les méthodes nouvelles donnent-elles de meilleurs

résultats ? On l'affirme. Mais en dehors des cas de syphilis attribuées exclusivement à l'hérédité paternelle, dont il sera question plus loin, la littérature médicale offre bien peu d'observations. Les plus récentes que j'aie pu trouver, se trouvent dans une thèse[1] inspirée par le Dr Barthélemy, médecin à l'infirmerie de Saint-Lazare. Les voici très brièvement résumées :

O. XXVII (S^ce du Dr Le Pileur). — X, primipare ; grossesse de 5 mois, syphilis de 4. Entrée du 26 septembre 1896. Traitement commencé à la fin d'octobre, pour d'épouvantables syphilides hypertrophiques exulcérées ; accouchement le 18 janvier 1897 d'enfant pesant 6 liv. 1/2, sans traces de syphilis, avec un placenta plus gros que normalement. La dernière injection fut faite le 18 janvier.

O. XXIX (S^ce du Dr Le P.). — X, grossesse de 5 mois, chancre de la grosse lèvre gauche. Entrée du 29 avril 1893. Traitement : 2 injections de 3 gouttes 1/2 d'huile grise. Le 50 juillet, naissance d'un enfant à terme (?) mort en septembre, à la Maternité.

O. XXX (S^ce du Dr Le P.). — X, syphilis ; grossesse de 2 mois. Entrée du 3 janvier 1896. Sortie du 3 février, après 4 injections d'huile grise de 3 gouttes 1/2 ; pendant deux autres séjours, on fait cinq injections nouvelles : accouchement le 14 juillet, à terme, (?) d'un enfant vivant, mort depuis.

O. XXXI (S^ce du Dr Le P.). — X, grossesse de 5 mois, syphilis de 2. Entrée du 10 août 1895. Sortie le 22 octobre, après 5 injections d'huile grise, reçues du 6 septembre au 4 octobre. Accouchement au 8^e mois, à Baudelocque, d'un enfant mort un mois après.

Ces observations, qui ne comportent pas des conclusions aussi favorables que celles qu'on a bien voulu en tirer, sont passibles de graves critiques. Il n'est pas dit que ce soient les seuls cas de grossesse contre lesquels les injections d'huile grise aient été employées ; et certes, ce point a bien son importance, puisque pour établir une règle, on ne saurait se baser sur des exceptions. Dans aucune des quatre observations, la gros-

---

1. GAIGNIÈRES, *Trait. de la syph. par l'huile grise*, (th. de Paris, 1897.)

sesse n'est arrivée à terme ; la dernière est donnée comme ayant duré huit mois ; la première paraît n'avoir pas été au-delà de huit mois et demi, ou environ ; quant aux deux autres, on semble, d'après les chiffres donnés dans le contexte même, avoir mal calculé leur durée et fait naître à terme des enfants venus à 8 mois (obs. 29) et 8 mois et 10 jours (obs. 30). Les trois dernières observations ont eu un résultat fâcheux en ce sens que l'enfant est mort (il n'est pas dit de quoi). Il eût été aussi bien intéressant de savoir ce qu'est devenu l'enfant de la première observation. Enfin, le même travail mentionne, à propos de stomatite (obs. XI), une femme, grosse de 4 mois et syphilitique, à laquelle on fit seulement deux injections d'huile grise, à cause d'une albuminerie concomitante et du mauvais état de la dentition ; elle eut une stomatite *un mois après le traitement,* mais on ne dit pas de quelle façon évolua la grossesse, détail pourtant bien intéressant à connaître.

Lors de la discussion qui a eu lieu le 15 février 1901, à la Société Médicale des Hôpitaux, le Dr Gaucher reconnaissait que les nombreux insuccès des traitements antisyphilitiques, au regard de la grossesse, étaient dus à l'administration défectueuse du mercure. C'est ce que je me suis donné la tâche de démontrer depuis une huitaine d'années. Il ajoute avoir pu, par un traitement dont il fixe les règles d'application, non seulement mener la grossesse à terme, mais encore obtenir des enfants gros et bien portants, plus beaux certainement que bon nombre d'enfants qui ne sont pas syphilitiques. La base de ce traitement est du bichlorure à prendre par la voie stomacale, ou du benzoate de mercure (en réalité du benzo-mercurate d'ammoniaque) en injections hypodermiques, tous deux à la dose quotidienne de 2 centigrammes. Le prof. Pinard prétend obtenir d'excellents résultats par de l'iodo-mercurate de potassium avec excès d'iodure potassique, à la dose plus faible encore de 1 centigramme, à prendre en deux fois, en un jour.

Je n'ai aucune peine à admettre que l'administration

d'un produit mercuriel, même insoluble [1], pourvu qu'il ne soit pas donné à dose *altérante,* puisse fort bien prévenir la mort du fœtus *in utero,* et mener la grossesse d'une syphilitique à son terme normal. Nombre de syphiligraphes et d'accoucheurs, dont ceux que je viens de citer, ont fini par reconnaître que les doses employées jadis, et même encore aujourd'hui, par beaucoup de médecins, contre la syphilis ordinaire, sont inefficaces ou nocives dans la grossesse. Ils en viennent à prescrire des doses minimes, pratique conseillée jadis par Liégeois, et, plus anciennement encore, par Vannoni [2]. Ce dernier donnait la préférence au chlorure mercurique, qu'il ne prescrivait jamais à une dose supérieure à un sixième de grain (8 milligr.) par jour, et encore débutait-il par celle de 5 ou 6 milligrammes. Avec une telle dose, il serait impossible, à moins d'une prolongation exagérée de l'administration, de troubler une grossesse ordinaire, et elle est néanmoins salutaire chez une femme syphilitique. Au reste Vannoni a pu la prescrire sans danger chez des femmes grosses, atteintes de chancres mous, lésions considérées, à l'époque où parut son mémoire, comme des accidents primitifs de la syphilis.

Ce qu'on pourrait reprocher aux auteurs contemporains cités un peu plus haut, c'est de conseiller l'emploi ininterrompu, pendant toute la durée de la grossesse, du produit mercuriel recommandé, ou avec des intervalles insuffisants de repos. La grossesse, par ce moyen, peut arriver à terme, donnant un produit vivant et viable, mais parfois syphilitique, ou en puissance de syphilis [3] ; mais c'est quelque peu au détriment de la mère qui n'est mise que provisoirement à l'abri de la syphilis, dont la guérison est souvent ainsi retardée.

---

1. Cependant il y aura toujours à craindre avec les composés insolubles et notamment le calomel, surtout s'ils sont administrés à dose « homœopathique », pendant longtemps, certains accidents de mercurialisme, et particulièrement la salivation.

2. VANNONI, *Obs. sur la syph. des femmes enceintes.* (Ann. univ. di Medic., 1843.)

3. Dans la plupart des observations données comme favorables au traitement mercuriel pendant la grossesse, on paraît satisfait de ce que les enfants sont sortis le neuvième jour des maternités, sans lésions syphilitiques : tandis que c'est surtout à partir du dixième jour, et jusqu'au quarantième, que ces lésions ont pour habitude de se montrer.

Le traitement iodé indiqué plus haut contre la syphilis initiale et les accidents secondaires, est applicable à la syphilis des femmes grosses et ne donnera pas de moins brillants succès. Mêmes doses, mêmes topiques mercuriels, même direction générale du traitement. La seule différence à observer, c'est qu'on ne prescrira que de la teinture d'iode, une fois par jour, le matin à jeun, que la femme ait été ou non mercurialisée antérieurement.

La grossesse, a-t-on dit avec raison, complique la vérole. Elle prédispose tout spécialement la région génitale à des poussées de plaques muqueuses qui prennent une extension souvent considérable ; on voit ces dernières se développer avec une exubérance remarquable, prendre rapidement une forme bourgeonnante, et constituer assez souvent de nombreuses tumeurs qui envahissent et déforment la vulve et se réunissent à la partie interne des cuisses, formant comme des cuirasses d'une étendue et d'une épaisseur plus ou moins considérables. On sait combien est lente contre ces manifestations l'action du traitement classique. Elle est même à peu près nulle dans bien des cas et le terme, ordinairement prématuré, de la grossesse arrive avant que la guérison ait pu être obtenue.

Sous l'influence du traitement iodé, ces lésions si rebelles sont très promptement et heureusement modifiées : la cicatrisation se fait en moyenne du sixième au douzième jour, et les poussées condylomateuses disparaîtront sans laisser de traces. La seule précaution à prendre, sera d'être modéré dans l'emploi de la pommade au précipité blanc pour éviter une trop grande résorption de sel mercuriel, par les plaies en voie de cicatrisation.

Quant au résultat final, il pourra être heureux si le traitement a été institué assez tôt, et pourvu qu'il soit continué suffisamment de temps. Néanmoins, je n'ose pas être trop affirmatif sur les suites d'une première grossesse traitée. L'enfant viendra bien portant, ou syphilitique, ou même, si le traitement a été insuffisant, il pourra être expulsé prématurément, mort-né ou autrement. Mais ces derniers cas ne doivent point entrer en considération. Faudra-t-il poursuivre le traitement dans la première hypothèse ? J'estimerais prudent d'instituer une cure iodée de trois mois, quelque temps après la délivrance et surtout au début d'une nouvelle grossesse s'il s'en produisait à courte échéance. J'ai eu trop peu de ménages syphilitiques à soigner pour pouvoir me faire une opinion ferme sur ce point. Il va sans dire que le traitement du père correspondra exactement à celui de la mère. Assurément la question serait bien simplifiée si le médecin pouvait obtenir des deux conjoints l'abstinence de tout rapport jusqu'à guérison parfaite de l'un et de l'autre ; mais ce sera parfois difficile. Si, une grossesse nouvelle survenant un peu trop rapprochée de la précédente, le médecin jugeait utile de faire reprendre le traitement à la mère pendant quelque temps (deux à trois cures suffiraient en tout cas), il le ferait suivre également au mari.

Voici trois de mes observations : la première date du temps où je faisais mes essais comparatifs entre la puissance curative de l'iodure de potassium et de la teinture d'iode, et présente un double intérêt en raison de l'emploi alterné de ces deux substances dans deux grossesses successives.

OBS. I. — Vers la fin du mois de juin 1891, la femme L*** fut atteinte d'un chancre induré du sein gauche siégeant à la base du mamelon. Elle avait été contaminée par un nourrisson qui ne tarda pas à mourir. Son dernier enfant, âgé de neuf mois, qui tétait encore, le fut également, et le mal débuta chez lui par un chancre de la lèvre supérieure. Lorsque je vis pour la première fois la nourrice, au mois d'août, elle était couverte de roséole et de papules, avec anémie prononcée, alopécie et plaques muqueuses buccales et vulvaires. Après avoir mis son mari en garde contre une contamination possible, j'instituai un traitement ioduré chronique intermittent (1 gramme d'iodure de potassium pendant vingt jours de chaque mois) et je prescrivis contre les plaques muqueuses deux solutions à différents titres de chlorure de zinc. Les manifestations cutanées et l'anémie cédèrent peu à peu, l'alopécie s'arrêta. Seules les plaques muqueuses se reproduisent à des intervalles assez rapprochés. Entre temps, à la fin de novembre 1891, la malade devint enceinte et accoucha prématurément, le 28 mai suivant, d'un enfant mort-né. Depuis le commencement de la même année, elle avait cessé de suivre régulièrement le traitement prescrit. Elle devint de nouveau enceinte au mois de novembre 1892. Au mois de mars suivant, je fus appelé auprès d'elle pour une poussée très forte de syphilides qui descendaient le long de la partie interne des cuisses, sur une étendue de dix centimètres, le long du périnée et de chaque côté des grandes lèvres. Je prescrivis alors le traitement iodé, qu'elle a suivi seulement pendant trois mois, et des onctions avec le glycéré au précipité blanc. Les plaques muqueuses disparurent en moins de quinze jours, et la malade n'a eu depuis aucun accident spécifique. Elle est accouchée le 4 septembre 1893, à terme, d'un enfant bien portant en apparence, mais qui, à l'âge de deux mois et demi environ, a eu les fesses, le périnée et la partie postérieure des cuisses, recouverts d'un érythème rouge-cuivre caractéristique. Je lui ai fait prendre, à cette occasion, seulement de l'iodure de potassium à très petite dose, et l'éruption a disparu au bout de vingt-cinq jours environ. L'enfant a eu dans le courant de son année deux autres poussées syphilitiques traitées de la même façon. Il est mort le 12 septembre 1894, emporté par une bronchopneumonie survenue dans le cours d'une coqueluche dont il était atteint depuis une quinzaine de jours. Il était resté assez chétif depuis la première manifestation de la diathèse. Quant à la mère, elle est parfaitement guérie, et elle n'a eu aucun accident spécifique depuis le mois de mars 1893.

Depuis cette époque, la femme L··· a eu trois autres grossesses, à un intervalle assez grand, il est vrai, de la dernière mentionnée plus haut : elle est accouchée à terme, le 20 juillet 1897, d'un beau garçon qui n'a pas eu jusqu'à présent la moindre indisposition ; puis, le 25 janvier 1899 d'un enfant qui a les apparences d'une santé parfaite ; enfin, au mois de novembre 1900 d'un dernier enfant qui est non moins bien portant. Il n'y a pas eu de traitement depuis la disparition des accidents en 1893.

Quant à l'enfant contaminé presque en même temps que sa mère, il était guéri dès le mois de mars 1892, après quatre mois seulement du traitement mixte (teinture d'iode et pommade au précipité), ayant eu deux ou trois poussées légères de plaques muqueuses buccales et périanales. Je l'ai revu bien des fois depuis, mais jamais il n'a présenté le moindre accident syphilitique ; il a toujours joui d'ailleurs d'une parfaite santé et s'est admirablement développé.

Obs. II. — Le 18 août 1894, je fus appelé auprès de Mme M··· pour une poussée de plaques muqueuses qui s'était produite au pourtour de la région génito-anale. Depuis plus de trois mois, elle éprouvait une lassitude générale persistant en dépit de tout; son appétit, qui avait disparu à la même époque, ne se rétablissait pas. Elle avait eu au début des croûtes sur le cuir chevelu, puis était survenue une alopécie très accentuée. La malade avait remarqué, depuis la fin de juin, du côté des parties génitales, une éruption suintante, non douloureuse, mais occasionnant, par intermittences, une cuisson plus ou moins vive. Cette éruption, après être restée stationnaire pendant quelque temps, prit, à partir du 1er août, un développement considérable.

Mariée le 6 janvier 1894, Mme M*** était devenue grosse vers le 15 avril, et elle attribuait tous les accidents qu'elle éprouvait à son nouvel état. Un examen attentif du mari ne me laissa aucun doute sur l'origine du mal. M*** était en effet atteint de syphilides linguales peu développées. Il ne se souvenait pas d'avoir eu un chancre, et avait seulement remarqué qu'à des intervalles assez rapprochés, il s'était produit dans sa bouche, depuis deux ans environ, des érosions en plus ou moins grand nombre, ainsi que sur le prépuce et le gland. Ces lésions n'ayant jamais occasionné la moindre douleur, il ne s'en était pas autrement inquiété.

L'un et l'autre furent soumis au traitement iodé; de plus, je prescrivis à la femme pour ses plaques muqueuses des onctions de glycéré au précipité blanc; et les érosions que le mari avait à la langue furent cautérisées au nitrate d'argent. Sous l'influence du traitement, Mme M*** vit disparaître entièrement ses plaques muqueuses vers le dixième jour, et aussitôt suspendit d'elle-même le traitement. A la fin du mois de septembre, elle vit se reproduire çà et là sur le tronc et le cou de petites éruptions arrondies, mais elle ne crut pas devoir s'adresser à mon remplaçant. Le 21 octobre, au sixième mois de sa grossesse, elle accoucha d'un enfant qui avait cessé de donner signe de vie trois jours auparavant.

Je lui fis comprendre la nécessité de suivre rigoureusement le traitement qui lui avait été prescrit. Elle n'eut plus de poussée syphilitique du côté de la peau ou des parties génitales. Les lésions se reproduisirent avec persistance pendant cinq mois dans la cavité buccale, et, en dernier lieu, ont paru à la main droite deux plaques de psoriasis, d'un centimètre de diamètre. La malade suspendit définitivement le traitement au moment où ces derniers accidents disparaissaient, et elle n'a rien eu depuis. Bien plus, devenue de nouveau enceinte au mois de juin 1895, elle est accouchée, à terme, le 23 mars suivant, d'un garçon ayant une fort belle apparence et qui s'est toujours bien porté depuis. Ce qu'il importe encore de noter, c'est que non seulement Mme M*** n'a rien eu pendant sa grossesse, mais que cette dernière a suivi son évolution normale. Il serait difficile de nier que ce résultat ne soit dû au traitement iodé suivi régulièrement pendant six mois. Il y a eu une nouvelle grossesse depuis sans accident et avec un dénouement normal.

Quand à M***, il y avait plus d'un an au moment de la naissance de son premier enfant, qu'il n'avait pas eu la moindre lésion syphilitique, et la guérison s'est maintenue depuis.

Obs. III. — La femme B***, syphilitique depuis le commencement de 1895, donne à son mari, en août, un beau chancre induré, qui est traité par le mépris. Elle devient enceinte vers le mois d'octobre, et avait à ce moment-là des plaques muqueuses de la vulve, de l'anus et de la bouche. Le mari était en pleine éruption d'une syphilide papuleuse. Soumis l'un et l'autre au traitement antisyphilitique exposé dans le chapitre précédent (le mari était quelque peu alcoolique), ils ont guéri en cinq et neuf mois ; la grossesse a suivi son cours normal, et le 12 juillet 1896, la femme est accouchée, à terme, d'un enfant vivant et bien portant, et qui n'a jamais eu qu'une légère indisposition, à l'occasion de l'éruption de ses dents canines. Devenue enceinte de nouveau, elle est accouchée, également à terme, le 15 décembre 1897, d'un deuxième enfant bien portant, mais qui est mort en août suivant d'une gastro-entérite aiguë. Depuis la fin de sa première grossesse, la femme s'était adonnée à la boisson. Il y a eu une troisième grossesse depuis, heureusement terminée.

Ces observations suffiront à montrer que le traitement iodé donne, dans la grossesse, des résultats aussi satisfaisants que possible, infiniment supérieurs à tous les autres, soit classiques, soit intensifs. Comme pour la syphilis vulgaire, la guérison survient, chez la mère, définitive après un laps de temps en somme bien court, et la transmission du mal à la descendance pourra être conjurée, sauf dans une première grossesse traitée, surtout lorsque la cure, pendant sa durée, aura été insuffisante.

# CHAPITRE VI

## SYPHILIS HÉRÉDITAIRE

Syphilis héréditaire. — Syphilis paternelle directe et syphilis conceptionnelle. — Prétendue efficacité du traitement exclusif du père, relativement à la progéniture. — Loi de Colles. — Formes de la syphilis dite
conceptionnelle. — Preuves de cette dernière et de la transmissibilité du
mal du père au fœtus, tirées de l'absence de manifestations chez le
mari, d'accident primitif chez la femme, de la contagiosité du sperme
comme agent fécondant, etc. — Critique de ces preuves, des observations données à l'appui de la syphilis conceptionnelle et des prétendues
exceptions à la loi de Colles. — La transmission des maladies microbiennes
aux ovules et spermatozoïdes est une impossibilité embryogénique. —
En résumé la syphilis héréditaire n'est qu'une syphilis congénitale
acquise par le fœtus, par contagion d'une syphilis préexistante chez la
mère.

J'ai envisagé, dans le chapitre précédent, la syphilis
des femmes grosses, sans m'arrêter aux théories que la
transmission du mal, des géniteurs au produit de la
conception, a pu faire naître. On admet sans conteste
que c'est la syphilis de la mère qui est le plus trans-
missible à l'enfant ; que cette transmission est fatale
avec une syphilis antérieure à la conception, mais se
trouvant dans sa période active, et que, pour la syphilis
contractée par la mère après la conception, le fœtus
aura d'autant plus de chance d'y échapper qu'elle aura
été acquise plus près du terme normal de l'accouchement. Bertin a écrit, dans son traité, que « des enfants
nés de mères infectées et qui n'ont fait aucun traitement pendant la gestation, sont quelquefois exempts
de syphilis [1] ». Nombre de médecins d'enfants, de syphiligraphes et d'accoucheurs ont affirmé la même
chose depuis. Mais, si l'on se reporte aux faits qui ont

1. BERTIN, *Op. cit.*, p. 167.

servi de base à cette assertion, il est facile de constater qu'il s'agit de mères atteintes d'accidents jadis réputés syphilitiques, mais n'ayant, en réalité, rien de commun avec la vérole. Cependant, quelques auteurs modernes ont reproduit, comme vérité pleinement démontrée, l'assertion de Bertin.

*La syphilis du père peut-elle se transmettre directement au fœtus ?* — La syphilis du père n'est pas fatale comme celle de la mère, et tous les syphiligraphes en conviennent. Où commencent les divergences, c'est sur le point de savoir si un père syphilitique peut transmettre directement le mal à son enfant sans infecter en même temps la mère, les uns admettant la possibilité de la chose, les autres la niant. La conséquence de la transmissibilité directe de la syphilis paternelle au fœtus, c'est que celui-ci, à son tour, pourra infecter la mère qui le porte. Cette double question a été fortement controversée ces derniers temps, et, si elle a des partisans convaincus, elle a des adversaires non moins résolus. On rencontre assez fréquemment dans la clientèle des ménages dont l'histoire pourrait se résumer ainsi en quelques mots : Un homme ayant eu la syphilis, il y a une ou plusieurs années, ordinairement avec des manifestations bénignes, se marie ; ou bien la femme a une série d'avortements inexplicables, si ce n'est par la syphilis du mari, ou bien encore, elle a des accidents secondaires dans le cours de sa première grossesse, sans qu'il soit possible de découvrir la moindre trace du phénomène initial, ou sans qu'on puisse s'apercevoir de son existence, malgré une surveillance active, les rares fois, d'ailleurs, où elle peut être exercée.

Que penser de ces faits et quelle est la conduite à tenir ? Écoutons un partisan et de l'hérédité paternelle et de la syphilis par conception : « ... C'est le traitement spécifique qui diminue et supprime les risques *héréditaires* de la syphilis. Cela, d'abord, est surabondamment démontré pour l'influence héréditaire paternelle. Rappelez-vous, comme exemples, ces cas si probants dont je vous ai entretenus précédemment et qui se résument en ceci : Une femme saine avorte plusieurs

·fois de suite, sans cause, sans raison appréciable. On s'inquiète, on recherche le pourquoi de ces fausses couches singulières, et l'on ne trouve d'autre explication possible que la syphilis du mari. *Empiriquement, le mari est alors soumis à un traitement spécifique sérieux. Et de nouvelles grossesses, survenues au-delà de ce traitement, se terminent d'une façon favorable*, c'est-à-dire amènent à terme des enfants bien portants. Quoi de plus démonstratif[1] ? »

Et, à l'appui, le prof. Fournier cite un certain nombre de ces observations qui toutes, ainsi que le porte cette citation, peuvent se résumer ainsi : un homme, syphilitique depuis plusieurs années, se marie ; la femme, tout en restant saine, avorte 3, 4, 5 fois successives. *On traite le mari,* et, comme résultat, il survient une ou plusieurs grossesses d'enfants naissant à terme et bien portants[2].

L'opinion que le traitement du mari pouvait, *même après la conception de l'enfant*, être profitable à ce dernier, a été soutenue jadis par des syphiligraphes de renom. Mais ce n'était qu'une opinion, et le prof. Fournier est sans doute le seul syphiligraphe contemporain qui ait obtenu des résultats aussi heureux par le traitement exclusif du père. Il faut croire, cependant, qu'il n'y a pas lui-même, au fond, une bien grande confiance : car enseignant quelle est la conduite à tenir en présence d'un ménage dont le mari est syphilitique et la femme saine encore, il conseille de traiter vigoureusement le premier, et... de lui donner comme dernier avis : « Et surtout, monsieur, *pas d'enfant !* Gardez-vous d'une grossesse ; évitez à tout prix que votre femme devienne enceinte[3]. »

J'ignore s'il y a eu beaucoup de médecins partisans du traitement exclusif du mari : en tout cas, ils ne se sont pas hâtés de donner leurs observations ; c'est tout au plus si le Dr Finger[4] se contente de dire, comme preuve de la transmission de la syphilis au fœtus par le père, la mère restant saine, que le traitement exclusif

1. Prof. FOURNIER, *Syphilis et mariage*, 1890, p. 205.
2. Prof. FOURNIER, *Hérédité syphilitique* et *Syph. et mar.*, passim.
3. Prof. FOURNIER, *Syphil. et mariage*, 2ᵉ éd., p. 250.
4. FINGER, in Wiener Klinik (1898, 4 et 5) : *L'hérédité syphilitique*.

du père ayant eu déjà dans le mariage, des enfants atteints de syphilis, suffit dans la plupart des cas pour obtenir des enfants indemnes de la maladie. C'est ce qu'ont dit tous les auteurs en se répétant les uns les autres, et en s'appuyant vraisemblablement sur les mêmes rares observations, trois en tout, dont une n'est pas de la syphilis ; une autre est douteuse et la troisième est passible de critiques graves. On trouve cependant, à l'encontre de cette théorie, dans un travail [1] d'Ottmar Angerer, sur le chancre induré, l'observation suivante, curieuse également à un autre point de vue que celui qui nous occupe : Un homme est atteint d'un chancre infectant que l'on excise : aucune manifestation ne se produit. Il se marie deux ans après, et sa femme accouche, au bout du sixième mois, d'un fœtus macéré. On le traite seul ; sa femme n'en avorte pas moins, un an après, d'un fœtus de six à sept mois, et l'examen le plus minutieux n'a pas permis de découvrir, chez elle, la moindre manifestation syphilitique.

Combien ne voit-on pas de syphilitiques qui, malgré le traitement mercuriel le mieux suivi, contaminent leurs femmes pendant même qu'ils le suivent ? En dépit des assertions contradictoires, on peut dire que c'est la règle ordinaire, et, à parcourir les observations de syphilis héréditaire publiées dans les travaux sur la question, on voit que les véroles les plus dangereuses pour la descendance sont celles qui, troublées dans leur marche naturelle, n'offrent que très peu de manifestations.

Le prof. Fournier est d'avis, cependant, que, si l'on est consulté par la femme d'un syphilitique, et qu'elle soit grosse et paraisse indemne en même temps, — qu'il s'agisse d'une première grossesse ou d'une grossesse consécutive à un ou plusieurs avortements, — il faut la traiter. « Si l'art, dit-il, peut intervenir pour protéger le fœtus, il ne le peut que par l'intermédiaire de la mère... La mère n'a pas de syphilis, et, en la traitant, le fœtus n'a rien à attendre d'une modification dans l'état maternel (?) ; sa mère n'est plus pour lui

---

1. O, Angerer, *Contribution à l'étude du chancre induré*, in Berlin. klin. Wochensch., 1882.

qu'un filtre, un tamis inerte destiné à laisser passer vers lui le remède, dont seul il a besoin. » Donc, de par la volonté du prof. Fournier, le mercure administré à la mère ne profitera qu'au fœtus. En lisant cette dernière phrase, on songe malgré soi à la fameuse apostrophe que Molière met dans la bouche de Sganarelle : « Nous avons changé tout cela. » Ne retenons, toutefois, que l'aveu de la nécessité d'un traitement pour la mère prétendue saine. Et si, dans la même leçon, le maître peut se vanter d'avoir obtenu quelques succès, il l'aura dû plutôt à la dose infime de médicament employée [1].

Une femme saine, — du moins en apparence, — ayant eu une série d'avortements avec un mari syphilitique, qu'arriverait-il si elle venait à se remarier avec un homme indemne ? Elle aura, dit le Prof. Pinard, des enfants sains. Ce n'est là qu'une assertion sans preuve aucune, et l'on trouve dans la littérature médicale quelques exemples du contraire, notamment celui bien connu, rapporté jadis par Vidal [2]. Plus récemment, le Dr Lewin et un autre médecin, de qui le nom m'échappe, ont également cité des cas de femmes, fort saines en apparence, qui, n'ayant pu mener à bonne fin des grossesses avec des maris syphilitiques, n'en ont pas moins donné ultérieurement, le jour à des enfants syphilitiques, procréés par de nouveaux maris, indemnes du mal. J'en ai rencontré moi-même un dans ma pratique, dont voici la substance :

Mme X..., mariée avec un syphilitique, en 1891, a deux avortements successifs, du sixième au septième mois, d'enfants macérés, sans avoir présenté elle-même le moindre symptôme d'infection. Son mari vient à mourir pendant la deuxième grossesse, et elle se rema-

---

1. Prof. Fournier, *Trait. prév. de l'héréd. syph. patern.*, au cours de la grossesse (Sem. méd., 30 nov. 1898). La dose de proto-iodure conseillée par le maître dans cette leçon est de deux centigrammes et demi seulement. S'il faut en croire le Dr Hoffmann (th. de Paris, 1900, p. 63), le prof. Fournier en serait arrivé aujourd'hui à conseiller, chez les femmes grosses atteintes de syphilis, la dose plus modeste encore d'un centigramme.

2. Vidal (de Cassis), Gaz. des Hôp. du 6 nov. 1841, p. 545, et *Traité des mal. vénér.*, 1853, p. 509. Vidal invoque, pour expliquer un tel fait, la théorie de l'imprégnation, ce *serpent de mer* de la doctrine de l'hérédité, suivant l'expression pittoresque de Settegast. En admettant que la théorie fût vraie, elle se comprendrait pour la transmission de caractères physiques extérieurs, mais pour celle d'une maladie !...

rie plus tard avec un homme sain et bien constitué. Elle n'en fait pas moins avec lui deux enfants, nés à terme, à la vérité, mais qui meurent respectivement au troisième et cinquième mois, avec des manifestations multiples de syphilis (coryza, condylomes anaux et buccaux, et syphilides gommo-ulcéreuses). Une cinquième et dernière grossesse a été plus heureuse puisque l'enfant vit, âgée aujourd'hui de cinq ans et demi, chétive, et ayant eu, à plusieurs reprises, de la kératite. La mère n'a jamais été traitée.

Voilà donc une observation qui montre que, chez la femme, il peut y avoir une syphilis fruste, ne se manifestant par aucun accident extérieur, mais ayant une influence désastreuse au point de vue de l'hérédité, et qui, de plus, est susceptible de s'amender par le temps, tout comme les syphilis vulgaires. Si les cas de ce genre se rencontrent si rarement, cela tient, sans nul doute, à la prévention populaire d'infection qui poursuit toute femme dont un premier mari a été vérolé, et en a eu des enfants ou mort-nés, ou entachés de syphilis, n'eût-elle rien elle-même en apparence.

On conçoit, dès lors, que le traitement exclusif du père serait illusoire et n'empêcherait point un enfant de naître syphilitique, en dépit des apparences de santé de la mère. C'est, d'ailleurs, la conclusion implicite du Prof. Pinard, qui conseille un traitement du père, commençant au moins six mois avant la conception, et celui de la mère, durant toute la durée de la grossesse [1].

1. Plusieurs observations prises dans le service du prof. Pinard ont été publiées à la suite de la thèse du Dr Barrault : *Syphilis paternelle* (Th. de Paris, 1898.) Elles mentionnent toutes le traitement institué pour la mère, bien qu'exempte, en apparence tout au moins, de syphilis, et suivi sans interruption tout le temps de la grossesse. Un traitement aussi longtemps prolongé sans périodes intermédiaires de repos, pourrait avoir des inconvénients avec la méthode classique ou toute autre nouvelle ; mais le prof. Pinard préconise l'emploi, à faibles doses d'ailleurs, d'une préparation qui n'est autre que de l'iodo-mercurate de potassium et nous avons vu, au chapitre du mercure, que les sels doubles, en raison de leur stabilité plus grande et d'une élimination plus facile, présentent bien moins d'inconvénients que les composés mercuriels simples. D'où leur efficacité, momentanée du moins, malgré un emploi long et continu. Les observations reproduites ont la plupart ceci de remarquable qu'elles ont trait à des femmes de syphilitiques dont la maladie était respectivement de 8, 7, 10, 5, 9, 7 et 4 ans antérieure au mariage, et avait été traitée pendant tout ce temps-là par le mercure, et suivant la méthode du prof. Fournier. Ce qui

Le plus grand argument invoqué en faveur de la transmission paternelle directe est la loi bien connue de Baumès ou de Colles : Si une mère saine, ou, du moins, prétendue telle, donne le jour à un enfant syphilitique, elle pourra l'allaiter sans avoir à redouter d'être contagionnée. Il résulte, en effet, d'expériences assez nombreuses d'inoculation (Caspary, Neumann et autres,) que les femmes qui en ont été l'objet sont restées réfractaires à l'infection. Mais s'il en a été ainsi, c'est qu'en réalité elles étaient atteintes d'une syphilis latente [1].

*Syphilis dite conceptionnelle ; ses formes.* — Comment expliquer aussi l'infection de certaines femmes au cours de leur grossesse, autrement que par la transmission du mal par le fœtus à la mère ? C'est ce que les partisans de cette hypothèse ont appelé la *syphilis conceptionnelle*. On en admet trois formes : précoce ou immédiate, tardive, et latente.

La syphilis conceptionnelle tardive est celle qui ne se manifeste que longtemps après la naissance des enfants, par des lésions tertiaires. Tout au plus, a-t-on pu noter, dans quelques cas, pendant la période active, des symptômes généraux, courbature et céphalée. La syphilis latente est celle, au contraire, qui n'a point de manifestations précoces ou tardives, et dont il vient d'être question plus haut. Les auteurs qui n'admettent pas une immunité individuelle à l'égard de la syphilis,

---

semble montrer que ce mode de traitement, lorsqu'on ne fait pas choix des observations destinées à en montrer l'excellence, vaut encore moins que les autres. Il est à noter également que l'on y considère comme syphilitiques des accidents qui n'ont point un caractère de spécificité comme l'hydro-amnios, l'hydrocéphalie, etc. Ce n'est pas d'ailleurs parce qu'un traitement mercuriel aura pu les prévenir dans la descendance ultérieure, qu'on est autorisé à les regarder comme de nature syphilitique. Ce serait abuser de l'adage bien connu, quoique d'une justesse souvent douteuse : Naturam morborum ostendunt curationes.

1. Cette loi a été ainsi interprétée par le Dr Charrin : par suite de la résistance opposée par le placenta, la génératrice peut ne recevoir que de faibles doses, ou seulement certaines parties des sécrétions bactériennes, celles par exemple qui font naître l'état réfractaire. Mais comme nous le verrons au cours de ce chapitre, il faut démontrer d'abord que le fœtus est syphilitique de par son père. D'ailleurs on ne saurait appliquer à la syphilis qu'avec beaucoup de réserve les théories relatives à l'immunité, le principe du mal nous échappant encore complètement, en dépit de certaines prétendues découvertes récentes.

y font rentrer tous les cas sur lesquels est fondée la loi de Baumès ou de Colles ; si disent-ils, les inoculations restent sans effet, c'est que les sujets sur lesquels on les a faites, ont déjà la vérole. Le Dr Finger n'admet pas que la forme tardive soit bien démontrée au point de vue scientifique [1] ; et il ajoute qu'il a dû se glisser des erreurs. dans toutes les observations produites à l'appui, par des médecins pourtant très scrupuleux dans leurs recherches [2]. Mais au fond, ces variétés de syphilis n'ont qu'un intérêt purement spéculatif, car une saine pratique conseille, en dépit des assertions contraires, lorsqu'on a pu constater la syphilis dans un nouveau-né, de traiter la mère durant sa grossesse, et de ne pas s'en tenir au traitement exclusif du père qui est, ou paraît seul syphilitique.

La syphilis conceptionnelle immédiate, ou précoce, est celle dont une femme présente, dans le cours d'une grossesse, des manifestations apparentes, sans phénomène initial. Cette femme aura des accidents secondaires, papules ou plaques muqueuses, ordinairement, soit pendant la grossesse, soit immédiatement après l'expulsion prématurée d'un fœtus mort et macéré, soit encore après l'accouchement d'un enfant sain en apparence, mais devenant bientôt syphilitique, sans qu'on puisse trouver trace de chancre induré ou de bubon. Le mari, interrogé, avouera bien avoir eu la syphilis, à une époque plus ou moins éloignée, mais prétendra, le plus souvent, n'avoir aperçu sur sa personne, malgré une surveillance active, la moindre lésion qui ait pu être pour sa femme le point de départ du contage. Une telle syphilis, dit-on, ne peut avoir été communiquée que par le fœtus.

Sous quelque forme qu'on la considère, la syphilis conceptionnelle a toujours été admise, de l'aveu même de ses partisans, non comme un fait directement démontré, mais comme une hypothèse destinée à inter-

1. Finger, L'hérédité syphilitique (Wiener Klinik, 4 et 5, 1898).
2. Voir quelques-unes de ces observations, pourtant nettes, malgré l'assertion du Dr Finger, dans la thèse du Dr Riocreux, Syphilis et hérédité paternelle, p. 184-111 ; voir également la communication du Dr Barthélemy, Syphilis conceptionnelle latente, ou fruste (in C. R. du Ier Congrès de Dermat. et Syph., 1889, p. 268-272) etc.

préter des cas dont l'évolution naturelle échappait. L'hypothèse a été émise à une époque où l'accident initial de la syphilis n'était pas bien déterminé, et elle a été défendue par tous les tenants de la non-contagiosité des accidents secondaires. Dans toutes les observations données à l'appui, jusqu'en 1860, des accidents secondaires sont mentionnés, dont, le plus souvent, une angine spécifique [1]. La syphilis conceptionnelle a survécu, comme d'autres hypothèses, aux théories qu'elle était destinée à étayer.

*Examen et critique des arguments produits en faveur de la syphilis dite conceptionnelle et de la syphilis paternelle directe.* — On a invoqué, pour expliquer la syphilis survenant sans lésion initiale chez une femme grosse, la possibilité de la transmission (je dirais même la transmission fatale) de la syphilis par la mère contaminée, au fœtus qu'elle porte, et les expériences de Strauss et Chamberland [2] sur la possibilité de la transmission de la bactéridie charbonneuse de la mère aux fœtus, de Netter sur celle du pneumocoque. Mais ce n'est là qu'un raisonnement par analogie, qui ne choque point le bon sens, mais laisse tout entière la question de savoir si le fœtus est syphilitique, et s'il tient la syphilis directement de son père, la mère conservant tout au moins les apparences d'une parfaite santé.

Cependant, le passage de substances solubles du fœtus à la mère a été démontré expérimentalement naguère par Lannois et Briau. Ces expériences ont été reprises par Baron et Castagne, pour des substances solubles également, et plus tard par Charrin pour les

---

1. Voir à ce sujet l'article critique de Renard. (Union Médic., 1862, t. XVI, p. 578).

2. STRAUSS, Progrès méd. 1886, p. 898 ; CHAMBRELENT, Sem. méd. 1895, p. 285. Le passage des germes n'est pas constant et Davaine, dans ses expériences, n'a jamais vu passer de bactéries du charbon, du sang de la mère dans celui du fœtus. Le passage de substances médicamenteuses ou de matières colorantes était depuis longtemps prouvé. Pour celui des toxines et leur effet sur la descendance, il a été étudié surtout par CHARRIN : *Infl. des tox. s. la descendance* (Arch. de Physiol., 1895, p. 798) ; CHARRIN et GLEY : *Action héréd. et infl. tératogène des produits microbiens* (ibid., 1896, p. 225). Voir encore comme travail d'ensemble sur ces questions : MALVOZ : *Pass. des microorg. aux fœtus* (Ann. de l'Inst. Past., 1889, p. 188), et les nombreuses études sur la transmission héréditaire de l'immunité.

toxines diphtérique et pyocyanique. On peut y ajouter celles de Hochwelker et Guinard, sur le passage du rouge de Cazeneuve du fœtus à la mère. Toutes ces expériences sont très intéressantes, assurément, et elles permettent de supposer que, si l'on pouvait expérimentalement inoculer la syphilis à un fœtus en gestation, le mal, évoluant chez ce dernier, se communiquerait sans aucun doute à la mère, mais elles ne prouvent nullement la transmission directe du père au fœtus. Tous ces auteurs auront beau invoquer l'autorité du prof. Fournier sur le point spécial qui regarde la syphilis : une assertion et toutes les explications données à l'appui, sont loin d'être des preuves, et la question essentielle, à savoir, si le fœtus est syphilitique *ab initio,* c'est-à-dire uniquement par le spermatozoïde dont il provient, n'en est pas pour cela résolue [1].

On ne saurait faire plus de fond, le plus souvent, sur le témoignage des maris : la plupart des vérolés, à moins qu'ils ne soient médecins, ne sont pas assez au courant de la marche et des accidents de la maladie ; et cela se comprend d'autant mieux que les manifestations de la syphilis sont, le plus souvent, absolument indolentes, et que, dans bien des cas, des éruptions banales, passagères, ou dues à une diathèse préexistante à la syphilis, peuvent néanmoins devenir la source du contage, surtout chez les sujets à syphilis déviées et anormales.

L'absence de chancre induré ou d'érosion chancreuse et de bubon sera-t-elle une meilleure preuve de la syphilis conceptionnelle ? Je ne le crois pas. Lorsqu'on s'aperçoit qu'une femme grosse est syphilitique, c'est par des accidents secondaires qui se manifestent chez elle, ordinairement par une poussée de plaques muqueuses du côté des organes génitaux externes et des parties voisines. On ne saurait en tout cas se baser pour admettre la syphilis conceptionnelle sur l'absence

---

1. Lannois et Briau (Lyon méd., 6 mars 1898) ; Baron et Castagne (Arch. de méd. expér., sept. 1898) ; Charrin (Arch. de Physiol., oct. 1898) ; Hochwelker (Th. de Lyon, 1898). Toutes ces expériences prouvent, ce qui avait déjà été établi par le D<sup>r</sup> Porak, que le placenta est un organe d'absorption et d'élimination, et rien de plus (Cf. Porak, *De l'abs. de quelq. médic. par le placenta,* Paris 1880 ; Journ. de Thérap., t. V, p. 444).

de bubon. Si le point d'invasion de la syphilis était dans les parties profondes du vagin ou le col de l'utérus [1], on ne trouverait pas de bubon inguinal, les lymphatiques de ces régions n'aboutissant point aux ganglions du pli de l'aîne. Le chancre utérin est donc, par ce fait, presque impossible à percevoir pendant la période d'état. Cela ne veut point dire cependant qu'il soit rare, et le Dr Neumann, dans une communication qu'il faisait en 1898 au club médical de Vienne, disait l'avoir rencontré à sa clinique, dans la proportion de 15 o/o. Il siégerait de préférence à la lèvre antérieure du col, par suite de l'antéflexion habituelle de l'utérus. Souvent il guérit sans laisser de traces, mais il peut dans bien des cas laisser une cicatrice au niveau de laquelle il se produit facilement une érosion. Mais, sans mettre en doute cette statistique, il convient de tenir compte que le caractère essentiel d'un chancre ainsi placé, l'induration, qui permet d'affirmer qu'il est bien syphilitique, ne doit pas toujours être facile à percevoir, et que ce caractère peut être commun à des lésions qui ont une tout autre signification. Le diagnostic est souvent bien difficile lorsque le chancre est situé dans un point facilement accessible au toucher et au palper : il semblerait que, ces conditions faisant défaut, le clinicien dût être encore moins assuré de son fait.

Si tel est le cas chez les femmes, en dehors de l'état de gestation, en sera-t-il de même chez les femmes grosses? et d'ailleurs, l'accident initial de la syphilis est-il toujours et nécessairement un chancre induré? Il y a à cette règle de nombreuses exceptions. Dans un travail publié il y a quelques années, le Dr Cordier [2] va même jusqu'à dire que, vingt-sept fois sur cent chez l'homme, et plus souvent chez la femme, la syphilis se manifeste par des accidents secondaires, sans symptôme primitif

1. Les lymphatiques des grandes et des petites lèvres, du vestibule et de la fourchette, entourent tout l'orifice vaginal d'un réseau extrêmement développé. Ils reçoivent ceux de la moitié antérieure du vagin, et la totalité de ceux de la muqueuse uréthrale (ce qui explique comment un bubon inguinal peut se montrer dans une uréthrite). De la conjonction de ces conduits se forment 3, 4 ou 5 troncs assez volumineux, qui vont aboutir aux ganglions superficiels et internes de l'aine.

2. Dr CORDIER, in Annales de Dermat. et Syphil., 1894, p. 1067.

apparent, sans chancre. Ces conclusions sont peut-
être un peu exagérées ; mais il y a longtemps que
l'absence assez fréquente du symptôme initial habituel
a été signalée par des cliniciens éprouvés comme
l'étaient A. Guérin et A. Després : « Malgré l'observation la plus attentive, dit l'un d'eux, il est impossible,
dans un très grand nombre de faits, de trouver un
chancre comme point de départ de l'évolution des accidents syphilitiques ; on nous objecte que, chez les
femmes, le chancre, ayant une très courte durée, doit le
plus souvent passer inaperçu. Mais, d'abord, je nie que
le chancre de la femme soit aussi éphémère qu'on veut
bien le dire ; j'en ai vu qui ont duré six semaines et
plus, et même je dois dire que cette durée n'a jamais
été beaucoup moindre toutes les fois que les chancres
ont été incontestables[1]. » Il est, en effet, bien évident
que si, chez les femmes, on a admis aussi facilement la
possibilité d'une infection provenant du fœtus, cela
tient uniquement à ce qu'on n'a pu découvrir, dans
aucun des cas destinés à appuyer cette théorie, ni
l'accident initial, ni de trace de cet accident.

Or, comme l'avait fort bien observé jadis Bassereau,
le créateur du dualisme, et la véritable gloire de la
syphiligraphie au XIXᵉ siècle, le chancre suivi d'accidents généraux offre plusieurs variétés principales, depuis l'ulcère phagédénique avec induration franche ou
douteuse jusqu'à la simple érosion, parfois à peine perceptible. Il avait même fort bien saisi l'apparition
immédiate des accidents, après la contagion, dans
beaucoup de cas nettement observés. Certes, une
simple érosion chancreuse aura de bien grandes chances, non seulement de n'être pas perçue par le sujet qui
la porte, mais encore de disparaître sans laisser de
traces. Si un tel symptôme vient à se produire à l'entrée du vagin ou sur le col de l'utérus, il risquera d'en
laisser moins encore, les cicatrices consécutives aux
plaies des muqueuses constamment lubréfiées n'étant
point perceptibles à l'œil, à moins de perte de substance

1. A. Guérin, *Mal. des organes gén. ext. de la femme*, p. 149-153 —
Voir aussi : A. Després, *Du début de l'infection syphil.* (Arch. gén. de
Méd. 1869, I, p. 5), Diday, *Hist. nat. de la syphilis*, 1863, p. 75, Bar-
thélemy, in C. R. du XIIᵉ Congr. intern. de Méd., t. IV, p. 78, etc.

ou de lésions atteignant profondément les parties sous
jacentes.

Bien des circonstances peuvent aussi influer sur
l'épaisseur et la consistance de l'induration, l'empêcher,
de se produire, ou, tout au moins, de prendre un grand
développement, en prolonger la durée, ou la faire
dissiper : ainsi un chancre du fourreau aura le plus
ordinairement une consistance parcheminée ; de même
celui des petites lèvres, celui de la paupière supérieure,
si rare pourtant, en raison de l'extrême laxité du tissu
connectif sur lequel se meut un derme très aminci lui-
même. A la face interne du prépuce, au voisinage du
filet, à la lèvre inférieure, il en sera tout autrement. On
sait la longue durée de l'induration des chancres du
sillon glando-préputial : elle paraît due uniquement à
leur situation anatomique. Encore l'aspect et les caractères des chancres sur un siège identique, sont-ils parfois sujets à des variations très sensibles.

J'ai cité, au chapitre du traitement, le cas rapporté
par le Dr Besnier, d'un malade à qui l'on donna acci-
dentellement une syphilis, et dont le mal évolua sans
chancre. On pourrait en citer d'autres ; les expériences
du Dr Neisser, d'inoculation de sérum de vérolés à des
sujets sains, ont montré que la syphilis a pu se développer sans être précédée du chancre, accident qui,
pour l'école de Ricord, est l'exorde obligé de l'infection.
L'excision elle-même du point de l'inoculation, treize
jours après la contamination, faite par le Dr Gerber, n'a
pas empêché une fois la syphilis d'éclater sans être
précédée d'accident primitif ni de bubon.

Dans mes recherches expérimentales sur les effets
de la cautérisation, à des degrés divers, sur l'induration
du chancre syphilitique, j'ai remarqué que le travail
physiologique de réparation qu'amène cette interven-
tion suffit, que le traitement iodé soit suivi ou non, à
faire disparaître le sclérome en un temps très court. Si
le traitement interne n'est pas prolongé suffisamment,
comme je l'ai observé chez des malades peu soigneux,
l'induration s'est toujours reproduite, mais pas avant
que la cicatrisation de la plaie faite par le caustique fût
achevée.

De même, à la suite d'excision de chancres indurés,

on a pu voir se reproduire, mais seulement une fois la cicatrisation achevée, une nouvelle induration, attenante à la cicatrice, ou sous-jacente. Bien plus, lorsque à la suite d'une excision ayant intéressé le prépuce, l'œdème qui se produit invariablement en pareil cas a longtemps persisté, on n'a pas constaté de sclérome nouveau, mais une manifestation d'emblée d'accidents secondaires, hormis les cas fort rares suivis de succès. C'est également à la présence d'un œdème des grandes lèvres que, dans plusieurs des faits observés par Després, l'érosion initiale constatée a dû ne pas s'indurer, et le chirurgien de Lourcine attribuait une certaine importance à la contagion survenue aux époques menstruelles, en raison de la congestion plus ou moins accentuée que l'on remarque alors aux organes génitaux, tant internes qu'externes, car, dans ces cas, le phénomène initial faisait défaut[1], ou tout au moins, n'était pas perceptible. Dans un autre, rapporté par Cordier[2], comme aussi ceux de Bassereau[3], il est hors de doute que la coïncidence dans l'organisme contagionné d'un travail physiologique exagéré ou morbide (adénopathie cervicale tuberculeuse), n'aura pas été sans exercer quelque influence sur l'évolution de la lésion primitive, et aura empêché la formation d'un sclérome au point d'entrée du virus. On a souvent noté chez la femme, lorsque cet accident primitif a manqué, l'apparition des phénomènes secondaires dans le mois même de la contagion[4].

Tout récemment le Dr Chabalier (de Romans) citait le cas d'un chancre infectant dont la base indurée se résorbait en trois jours sous l'influence d'un badigeonnage de teinture d'iode, assez copieux pour avoir provoqué une balanite et de l'œdème de prépuce. Ces lésions guéries, l'induration se reproduisit, pour disparaître

1. A. DESPRÈS. *Op. cit.*; OBERLIN, *De l'œdème dur des gr. lèvres.* (Th. de Paris, 1879.)

2. CORDIER, *Op. cit.*

3. BASSEREAU, *Affect. de la peau sympt. de la syphilis*, 1852.

4. On connaît l'influence des maladies fébriles sur l'évolution des accidents secondaires ; ces derniers sont d'autant plus assurés de guérir, que la réaction fébrile dure plus longtemps. On a même cité des chancres infectants qui n'ont point été suivis de syphilis constitutionnelle, par suite d'une fièvre typhoïde survenant en même temps.

assez rapidement sous l'influence d'applications nouvelles moins fortes. Mais, détail sur lequel le rapporteur de ce fait intéressant n'a pas attiré l'attention, des accidents multiples du côté de la peau et des orifices naturels se manifestaient au bout de huit jours seulement. Cela semblerait indiquer avec les autres faits rapportés plus haut, que l'induration du chancre est un épiphénomène exprimant simplement une résistance de l'organisme à l'invasion débutante du virus, mais pouvant manquer lorsque l'attention et l'instinct de défense de l'organisme (si je puis m'exprimer ainsi) sont contrariés, ou retenus sur un autre point.

Si donc un travail physiologique anormal ou exagéré, en se produisant, soit au voisinage immédiat, soit à une certaine distance du point d'entrée du virus syphilitique, peut empêcher la formation d'un chancre appréciable, et parfois du sclérome qui l'accompagne ordinairement, on sera fondé à admettre qu'un chancre induré peut bien ne pas se reproduire sur le col d'un utérus soumis au développement prodigieux que lui imprime l'état de gestation, et qui dénote, dans son tissu, un travail physiologique considérable. Cette hypothèse est d'autant plus admissible, qu'il n'y a pas dans la littérature médicale d'observation de chancre induré bien authentique observé sur le col d'un utérus en gestation quelque peu avancée, et un noyau d'induration aurait d'autant moins de chance de s'y former que tout le tissu utérin subit un ramollissement bien marqué [1].

1. Je ne vois de comparaison possible de ce phénomène de l'absence de chancre qu'avec l'infection charbonneuse, qui débute le plus souvent, mais pas nécessairement, par une pustule maligne initiale. Dans les cas. assez rares, d'ailleurs, où cet accident manque, le mal, qui débute par un simple œdème des paupières, a une marche non seulement très rapide, mais encore, le plus ordinairement fatale.

Ainsi pourrait-on expliquer comment, dans de très rares circonstances, on a pu attribuer à du pus de blennorrhagie, ou plutôt de balanite, (accident qui accompagne toujours plus ou moins une chaude-pisse), l'origine d'une syphilis constitutionnelle, une inflammation un peu vive pouvant bien empêcher la formation de l'accident initial, ou tout au moins lui enlever ses signes distinctifs. Car, quoi qu'on en ait pu dire, le chancre de l'urèthre, produit une fois expérimentalement par B. Bell, défendu plus tard, à titre d'hypothèse, par Hernandez, (*Essai anal. c. la nat. de la gonor. virul.*, 1812), admis enfin comme entité réelle par Ricord et son école (*in Traité des mal. vén.*, 1838, p. 271), est un mythe, et sa production est physiologiquement impossible. Je ne parle point du chancre induré du méat, dont on comprend fort bien la possibilité, mais que l'on ne voit

Dans certains cas où le symptôme initial a paru faire défaut, on a attribué, en dehors de toute autre cause possible, de l'importance à une diathèse congénitale ou acquise, préexistante à la syphilis.

Les observations produites, d'ailleurs, pour prouver, soit la syphilis conceptionnelle, soit la syphilis paternelle directe, sont passibles de graves critiques. Beaucoup sont incomplètes et manquent de détails essentiels. Aucune de celles que Diday[1] a publiées jadis, ne résiste à un examen rigoureux, et la plupart sont même à rejeter *a priori*. Dans plusieurs, on invoque l'absence d'accidents *actuels* chez le mari, lorsque l'origine du contage peut être portée à deux mois, ou plus ; dans d'autres, on signale les maris comme étant sans accidents contagieux, ce qui permet de supposer qu'ils avaient des accidents tertiaires ; mais l'existence de ces derniers est signalée dans quelques observations[2]. Si la contagiosité des éruptions tertiaires a été à peu près unanimement niée jusqu'à ces derniers temps, bien plus nombreux sont, à l'heure actuelle, ceux qui expriment des doutes là-dessus, ou qui en admettent la possibilité. Assez récemment encore, le Prof. Landouzy concluait, d'après certains faits et après mûr examen, que les accidents tertiaires peuvent quelquefois posséder une virulence suffisante pour être une source de contage[3].

jamais lorsqu'il est nettement induré, s'accompagner d'une inflammation très vive du canal de l'urèthre.

Je me propose de traiter plus amplement la question du prétendu chancre intra uréthral, comme aussi des indurations du col utérin attribués à des accidents primitifs et pouvant être une cause de dystocie.

1. DIDAY, in Ann. de Dermat. et Syphilig., t. VIII, p. 101, et *Théorie de la syphilis héréditaire*, même recueil, 1887, p. 303 et 658. — Voir aussi MARLIER, *La syphilis conceptionnelle immédiate*, Th. de Paris, 1897. — RIOCREUX, *La syphilis hérédit. paternelle*, Th. de Paris, 1888. — BLAISE, *Hérédité syph.* (Th. agr. 1883), etc., etc.

2. Dans celle de Lutaud, par exemple, reproduite dans le Journal des connaissances médicales de 1882.

3. On peut lire à ce sujet la thèse du Dr Tarassévitch (Paris 1897) : *Contagiosité syphilitique tardive ; contagiosité tertiaire*, où les observations du Prof. Landouzy sont rapportées. L'auteur a accumulé, dans ce même travail, nombre d'observations de syphilis contagionnant à une époque éloignée du début du mal, en dépit de traitements mercuriels suivis plus ou moins longtemps. Mais la liste est loin d'être complète. Le Dr Le Tellier, dans sa thèse (Paris 1897), a réuni, en assez grand nombre, des observations où l'on voit des gommes se manifester, soit dans l'année même du chancre, soit dans les premières années, souvent avec plaques mu-

Il semblerait également que, chez les femmes dont on attribue l'infection au fœtus qu'elles portent, la syphilis dût se manifester, à quelques exceptions près, comme pour la syphilis des nourrissons, à une époque assez sensiblement la même. On est au contraire frappé de l'irrégularité des dates de la manifestation du mal lorsqu'on parcourt les observations données : c'est tantôt au premier mois de la grossesse, ou au second ; et ainsi de suite jusqu'au dernier (qui pourra n'être pas le neuvième en cas d'avortement ou d'accouchement prématuré), ou seulement une fois la naissance arrivée. Parfois même, du moins dans des observations données comme preuve de la syphilis conceptionnelle, on verra le premier enfant arriver à terme ou à peu de chose près, la mère n'ayant de manifestations que vers cette époque, et l'enfant avoir des accidents un peu plus tard, tandis qu'une ou plusieurs des grossesses suivantes se termineront par expulsion, au sixième mois, d'un fœtus macéré. Tout cela semble prouver que la syphilis a été communiquée, non par le fœtus, mais par le mari, soit immédiatement avant, soit à une époque variable dans le cours de la grossesse.

Que l'on parcoure les observations de mères restées saines en apparence, on trouvera une particularité de même genre pour la première grossesse signalée : celle-ci se sera plus prolongée que les suivantes, en donnant parfois un enfant vivant, mais mourant tôt après de syphilis, les autres donnant des résultats plus fâcheux encore. On a même produit des observations où le premier enfant est arrivé indemne, les suivants mort-nés ou syphilitiques ; et, comme l'hérédité syphilitique paternelle n'est pas nécessairement fatale et qu'elle va comme toutes les syphilis en s'atténuant, il faut bien conclure, qu'à un moment donné la mère aura été contaminée par le père, sa syphilis restant fruste toutefois [1].

---

queuses concomitantes. Ne pourrait-on pas supposer logiquement que des gommes produites dans de telles conditions, puissent, en s'ulcérant, transmettre la syphilis ? V. encore : NEUMANN, *Dauer. der Contag. des Prod. der tert. Syphil.* (Wien. med. Presse, 1er janv., 1899), etc

1. Cf. RIOCREUX, *Op. cit.*, etc.

On a invoqué les exceptions à la loi de Baumès-Colles et, en fait, cette loi elle-même, puisque certains syphiligraphes admettent la possibilité d'une immunité individuelle à l'égard de la syphilis. La chose, en tout cas, est peu probable, ou tout au moins les faits d'immunité doivent être excessivement rares. Cette immunité venant à cesser, la mère pourra être contagionnée par l'enfant qui est sorti syphilitique de son sein. Les faits de ce genre sont très rares, et on n'en rencontre que très peu dans la littérature médicale. Encore ne résistent-ils pas, pour la plupart, à une critique un peu serrée[1]. Les deux seuls que l'on ait cru pouvoir retenir sont-ils meilleurs ? Je ne le crois pas.

Prenons celui de Ranke[2] qui, tout d'abord, peut paraître décisif, en le résumant brièvement : homme de 30 ans, infecté à 19, sans le moindre accident depuis 9 ans. Marié à 27 ans. A la première année, enfant syphilitique guéri par le calomel ; deuxième enfant, à la fin de la troisième année, qui, atteint de plaques muqueuses à la bouche, donne à sa mère atteinte d'une rhagade au sein gauche, un chancre très induré que suit une roséole très intense. Celle-ci fut guérie par des frictions, et une récidive de même. Depuis l'époque du septième mois de la deuxième grossesse, ni le père ni l'aîné des enfants ne présentèrent à l'observateur, aucun symptôme spécifique.

Voilà une observation à allures bien extraordinaires ! Outre qu'elle manque de détails suffisants, elle semble contenir une contradiction : il est dit, d'abord, que le père n'a rien eu depuis neuf ans, et, plus loin, que depuis le septième mois de la deuxième grossesse, il n'avait été rien observé sur lui, ce qui laisserait croire qu'il avait eu avant cette époque quelques accidents. Le premier enfant guérit de la syphilis par plusieurs cures de calomel : on aurait aimé à savoir en quoi consistait cette syphilis, car le calomel administré à l'intérieur est un bien mauvais antisyphilitique. Il est question d'un chancre très induré (pourquoi très ?), suivi d'une roséole

---

1. G. BEHREND. *Zur Lehre von der Vererbung der Syphilis.* (Berlin. hlin. Wochench., du 28 fév. 1881, p. 124.)

2. *Ibid.*, p. 127.

que guérit un traitement par l'onguent mercuriel. Une récidive fut traitée de même : Récidive de quoi ? de roséole ? Le fait paraîtrait sinon incroyable, tout au moins bien surprenant. Enfin, à supposer un laps de temps de neuf ans, écoulé sans le moindre accident, la transmission de la syphilis à l'enfant est bien tardive. Enfin, les deux grossesses ont évolué à deux ans de distance de la même façon, ce qui est contraire à ce que l'on sait de la syphilis héréditaire qui sévit plus rigoureusement sur les aînés. En somme, c'est une observation insuffisante comme détails, et tellement extraordinaire dans ce qu'on en donne, qu'on doit la tenir pour suspecte, et ne point faire fond sur elle.

Quant au cas du Dr Guibout[1], son auteur le résume ainsi : un enfant naît d'un père syphilitique et d'une mère saine d'abord, qui, quelque temps après l'accouchement, présenta sur le mamelon gauche plusieurs chancres, dont un très nettement induré. Et c'est tout. Pas un détail de plus, sinon que le Prof. Fournier, qui, depuis, a nié le fait, avait confirmé le diagnostic. Encore une observation exceptionnelle en ce sens que l'accident primitif, si toutefois c'en était, se trouvait quadruple. Mais l'ulcération indurée pouvait bien n'être qu'une lésion syphilitique secondaire, ou toute autre lésion banale, que la succion avait irritée, et s'était, par suite, indurée. Ce phénomène a été parfois noté pour les plaques muqueuses, et il a occasionné des erreurs de diagnostic. Et puis, il n'est pas dit s'il y avait ou non une adénopathie satellite, et quelles ont été les suites de ces ulcérations. Les détails essentiels manquent donc, et, de ce fait, l'observation est à rejeter, comme la précédente.

Une question intéressante à résoudre serait celle de savoir pourquoi la syphilis évolue sans manifestations apparentes chez certaines femmes. Je croirais volontiers pour ma part, à l'influence d'une diathèse préexistante, l'arthritis, aux manifestations si variées et si multiples, mais qui pour beaucoup est la cause habituelle d'inflammations chroniques plus ou moins accentuées de

---

1. Dr Guibout, *Nouv. leç. clin. sur les mal. de la peau.* Paris, 1879, in-8°, p. 154.

la muqueuse utérine. La fonction menstruelle elle-même pourrait n'être pas sans exercer une influence sur l'élimination du virus syphilitique : du moins les recherches récentes du Prof. Gautier et du Dr Bourcet tendent-elles à montrer le rôle considérable que joue le sang menstruel dans l'élimination de certaines substances minérales, l'arsenic et l'iode, tandis que chez l'homme, elle se fait par la peau et les produits épidermiques, les ongles, les poils, et surtout les cheveux [1].

On a cru pouvoir caractériser suivant le siège des lésions placentaires la syphilis qui vient de la mère et celle qui vient du fœtus : les désordres occasionnés se localiseraient, avec plus ou moins d'intensité sur le placenta maternel ou sur le placenta fœtal, suivant l'origine de l'infection [2]. Mais ce n'est la qu'une assertion contredite souvent par les faits. Quelle que soit la source présumée du mal, toutes les parties du placenta peuvent être malades ; on peut même dire que les villosités fœtales sont toujours atteintes [3]. Dans certains cas où l'origine de la syphilis était incontestablement maternelle, puisque le mal avait été acquis après la conception, on a trouvé des lésions prétendues spécifiques des villosités, sans pouvoir constater des lésions analogues dans le placenta maternel [4]. Tout au plus pourrait-on affirmer qu'elles se produisent dans le pla- de l'organisme qui se défend le moins bien.

La spécificité des lésions macroscopiques du placenta est discutée et mise en doute par la plupart des accoucheurs. Il est en effet impossible de découvrir dans le placenta d'une femme syphilitique la moindre particularité constante, la moindre lésion propre à l'infection, et qu'on rencontre dans la majorité des cas chez les syphilitiques. Celles que l'on a le plus souvent constatées, sont des hématomes de volume variable, que l'on

1. A. GAUTIER (*in* Bull. Acad. Méd., 24 juillet - 14 août 1900) ; BOURCET (*in* C. R. Acad. Sc., 16 juillet - 6 août 1900)

2. FRAENKEL, *Uber Placentarsyphilis* (Arch. f. Gyn., 1873) ; OEDMANSON (in Nord. med. Arch., t. I, p. 73, et Arch. f. Gyn., Bd. 1, p. 523), et autres.

3. A. SCHWAB, *De la syphil. du placenta*, Paris, 1896, thèse remarquable et qui donne une bonne idée de l'état de la question.

4. STEFFECK (in Deut. Zeitsch. f. Geb. u. Gyn. Bd. xviii, p. 115) ; SCHWAB, *Op. cit.*, observ. 2, 4, 9, 14, etc.

trouve également dans des placentas de femmes non syphilitiques. Ces hématomes, à partir du cinquième mois peuvent subir une transformation caséeuse, fibreuse, ou fibro-graisseuse le plus ordinairement et la transformation sera d'autant plus complète que la grossesse approchera davantage de son terme normal. Les prétendues gommes déciduales et placentaires, et les infarctus blancs, ne sont que des foyers hémorragiques à un stade plus ou moins avancé de leur transformation ; ces lésions ont été vues ailleurs que chez des syphilitiques, et sont rares. Lorsque le fœtus est expulsé mort, au sixième mois, il y a prédominance de foyers hémorragiques non transformés. Les prétendues gommes microscopiques elles-mêmes, constatées dans quelques cas par des observateurs, ne sont que des lésions en voie d'évolution réparatrice.

Un caractère bien plus constant du placenta des syphilitiques, est l'augmentation de volume et de poids. L'hypertrophie d'un placenta, jointe à une certaine pâleur et à une consistance plus ferme de son tissu, ne suffit pourtant pas à faire affirmer la vérole et elle peut, quoique rarement, ne pas exister. Cette augmentation de poids et de volume serait due, pour le Dr Schwab, à une cirrhose du stroma placentaire, consécutive elle-même aux lésions vasculaires qui existent toujours dans un placenta syphilitique. En somme plus la syphilis est mortelle, et de bonne heure, pour le fœtus, et moins les lésions placentaires seront caractérisées.

Il semblerait encore, si la vérole pouvait être transmise directement au fœtus, sans atteindre la mère, que l'on dût rencontrer chez celui-là des lésions plus caractéristiques et plus profondes. Et, que la mère soit manifestement syphilitique ou qu'elle paraisse indemne, le fœtus, s'il meurt au sixième mois, n'aura guère que des lésions hémorragiques du foie, avec cyanose, ou simplement des suffusions ou taches sanguines, du côté des téguments. Il y a augmentation de volume du foie, ce qui se conçoit fort bien par la corrélation intime de cet organe avec le placenta. Les foyers hémorragiques du foie seront également susceptibles de subir des transformations identiques à celles du placenta, et leur organisation sera d'autant plus complète que la grossesse approchera davantage de son terme naturel, et que l'enfant naîtra vivant. Rien d'ailleurs de caractéristique dans ces lésions et qui appartienne en propre à la syphilis ; elles ne sont pas très fréquentes non plus.

En résumé, dans cette maladie, le fœtus subit la même mort que si la mère était atteinte d'une infection grave comme la fièvre typhoïde ou la variole : il est asphyxié par les éléments toxiques d'un sang malade, et ne présente point de lésions analogues à celles de la mère. C'est là une preuve que le fœtus, loin d'être syphilitique pour son propre compte, reçoit au contraire la contagion de sa mère, que celle-ci paraisse indemne, ou pas.

Enfin, pour terminer la critique de la théorie de l'hérédité paternelle directe et de la syphilis par conception, il me reste à parler de la contagiosité du sperme admise par plusieurs. La syphilis peut-elle provenir du sperme, soit qu'on le considère comme agent fécondant, soit comme liquide inerte ?

La syphilis paternelle héréditaire n'est pas nécessairement fatale : nombreux sont les hommes qui, en pleine poussée d'accidents secondaires, ont procréé des enfants sains, dont quelques-uns même ont acquis plus tard la syphilis. Le spermatozoïde paraît donc échapper alors à l'action du microbe, — si microbe il y a.

On admet généralement que les sécrétions glandulaires ne sont pas contagieuses dans les maladies qui proviennent d'une infection quelconque. Cela ne veut pourtant pas dire qu'elles conservent toutes leurs qualités : ainsi, le lait d'une syphilitique est peu abondant ou séreux, et sa richesse est d'autant moindre que l'infection est de date plus récente, sans parler des variations qui pourraient, dans la suite, se manifester à l'occasion de nouvelles poussées d'accidents secondaires.

Cependant, pour en revenir au sperme des syphilitiques, les cellules-mères, les spermatoblastes et les spermatozoïdes eux-mêmes ne pourraient-ils pas conserver dans l'intimité de leur être, à l'état latent, ou atténués, des microbes du mal, susceptibles de se développer plus tard dans l'individu qu'ils contribueront à former ? Dans ses *Essais d'embryologie expérimentale*[1], le Dr Francotte, parlant de l'hypothèse de la transmission par l'œuf d'une maladie microbienne quelconque à l'individu qui pourrait en provenir, conclut que c'est là une impossibilité embryologique. Que les microbes viennent à pénétrer dans l'ovule, soit naturellement, soit par une solution de continuité pathologique de l'enveloppe, l'ovule, en vertu de ses deux facultés de digestion par phagocytose et d'excrétion, ou les anéantira, ou les chassera. S'ils sont en excès et qu'ils ne puissent être anéantis, ni excrétés, il en résultera la mort de l'ovule par dégénérescence organique.

Il en sera de même pour le spermatozoïde agissant en somme comme une véritable cellule. Mais le sperme étant macroscopiquement constitué par un liquide dans lequel se meuvent les spermatozoïdes, celui-ci ne pourrait-il pas renfermer des microbes de la syphilis épargnés par la phagocytose, ou bien qui, entraînés par les globules blancs, auraient cheminé à travers les espaces intercellulaires ? Un tel sperme serait susceptible de contagionner, non l'individu qu'il est appelé à former, mais la mère, car, des parties constitutives du sperme, seuls les spermatozoïdes franchissent l'orifice du col utérin. Il est vrai que les expériences de Nisbett, de Mireur et d'autres, qui ont inoculé du sperme de syphilitiques en pleine éruption d'accidents secondaires, ont donné des résultats négatifs. Mais ces expériences, pour avoir incontestablement la signification qu'on leur donne, auraient dû être faites aussi, ce qui, du reste, serait assez difficile à réaliser, avec du sperme de syphilitique à la veille d'avoir une poussée, ou, tout au moins, au moment où elle éclate : car c'est vraiment alors que le sang des syphilitiques atteint son maximum de virulence, et que les microbes — si toutefois l'hypothèse est admissible, — auraient pu envahir les éléments cellulaires destinés à l'élaboration du sperme, et les spermatozoïdes eux-mêmes.

D'autre part, il est cliniquement établi que ce ne

---

1. P. FRANCOTTE, *Quelq. essais d'embryol. pathol. expér.* Bruxelles, 1894, et Presse médicale belge. 1894, p. 353.

sont pas les syphilis les plus exhubérantes comme manifestations extérieures, qui sont le plus à redouter, au point de vue de la descendance. Il arrive souvent que c'est parce qu'une femme a été contagionnée ou a avorté, vers le sixième mois, d'un fœtus mort, que l'on est porté à soupçonner la syphilis du mari. On finit par découvrir, en explorant les antécédents, que ce dernier, le plus souvent arthritique ou herpétique, a eu un chancre traité précocement, suivi de peu de manifestations, du côté des orifices naturels seulement, et que le traitement a été abandonné de bonne heure. Au moment de l'examen on ne remarque rien, sinon parfois des érosions blanchâtres de la langue, récidivant sans cesse, et entretenues par des habitudes tabagiques. Avec de tels sujets, chez qui l'évolution normale de la syphilis a été troublée, et par une diathèse préexistante, et surtout par un traitement mercuriel précoce, ne serait-on pas fondé à supposer que la contagion de la mère ait pu se faire par le sperme ? Encore une inconnue à élucider.

Mais la contagion, tout en paraissant provenir du sperme, peut avoir une source différente. Chez beaucoup d'individus sous le coup d'un ralentissement dans les fonctions de nutrition, dû à une diathèse telle que l'arthritis, l'herpétis ou la diathèse urique, il n'est pas rare de rencontrer des inflammations, chroniques ou à répétition, de l'extrémité libre de l'urèthre. Ordinairement peu prononcées et n'occasionnant que des phénomènes subjectifs à peine perceptibles, sinon au moment des émissions d'urine, elles peuvent, par suite de circonstances particulières, comme l'excès de bière, l'abus du coït (chez les jeunes mariés surtout), l'usage de certains aliments, recevoir une recrudescence, ou se réveiller si elles ont déjà disparu. Ces inflammations ont été parfois assez accentuées pour qu'on ait pu les faire entrer dans le cadre nosologique, sous le nom d'uréthrites non blennorrhagiques, et, si faibles qu'elles puissent être, elles sont le siège d'une sécrétion. Comme toutes les lésions pathologiques sécrétantes, elles peuvent servir d'émonctoire au virus vénérien. Dans de jeunes ménages, où le mari syphilitique, sans manifestations apparentes, avait contagionné sa femme dès la première grossesse, ou procréé des enfants morts avant de naître, ou syphilitiques, il m'a été impossible de trouver d'autre source du contage que celle-là. Dans plusieurs cas, il est vrai, le mari avait, en même temps que la lésion uréthrale, quelques érosions linguales légères, mais récidivantes ; mais, comme les conjoints n'étaient pas au courant des raffinements érotiques si en vogue dans certains mondes, et que les choses s'étaient passées régulièrement, rien de suspect d'ailleurs ne s'étant manifesté chez la femme du côté de la bouche, il me semblait tout naturel de rattacher à l'uréthrite l'origine du contage. Je signale ce fait, que j'ai rencontré assez fréquemment avec cette particularité que, lorsque les sujets porteurs de la lésion sont devenus syphilitiques, la cuisson plus ou moins vive qu'elle occasionnait auparavant au moment des recrudescences, se trouvait fort amoindrie, sinon tout à fait abolie.

Je ne connais pas d'exemple de monstruosité observée sur un fœtus tué par la vérole, à l'époque où elle est pour lui le plus nocive, au sixième mois. Il est même remarquable que le plus souvent, les fœtus mort-nés de cet âge ont un développement normal, ce qui semble indiquer que dans la période proprement dite de *formation*, c'est-à-dire dans la première moitié de la grossesse, ils résistent à l'infection. J'ai déjà dit qu'au moment de leur expulsion ils ont des lésions moins caractérisées et profondes que nombre de fœtus nés vivants au septième mois ou avant terme. Il n'est même pas sûr que plusieurs d'entre ces derniers, s'ils viennent à succomber peu de jours après leur naissance ou plus tardivement, meurent par un effet direct du mal : du moins, d'après ce qui résulte des nombreuses recherches cadavériques, la grande majorité des nouveaux-nés syphilitiques, expulsés avant terme, loin de succomber à quelque altération d'organe important à la vie, périt sans lésion matérielle appréciable à l'autopsie. C'est aussi là souvent le cas des fœtus expulsés à terme, mais dans un état accentué de dénutrition, et très chétifs.

Quant à cet argument en faveur de la syphilis conceptionnelle, auquel Diday attachait une grande importance, que dans certains cas, très rares d'ailleurs, l'infection ne s'était manifestée qu'avec une grossesse, survenant plusieurs années après le mariage, il ne me paraît guère avoir de valeur. Le col d'un utérus en voie de gestation, subit dès le début de la grossesse un ramollissement superficiel facilement appréciable pour un doigt exercé au toucher. Quoi de surprenant qu'une telle transformation rende moins résistante à l'accès des germes du mal, une surface muqueuse qui avait pu résister jusque-là ?

Comme on le voit, si la contagion par le sperme déposé sur le col de l'utérus peut être parfois admissible jusqu'à ce que de plus amples recherches aient fixé ce point de la science, toutes les raisons données en faveur de la transmission directe du principe infectieux au spermatozoïde ou à l'ovule, sont inadmissibles. Et même; en admettant que ces éléments pussent renfermer des microbes latents ou atténués, ces derniers seraient forcément anéantis au moment où, après la fusion des éléments mâle et femelle, l'ovule fécondé subit le travail si important de prolifération cellulaire et de segmentation, et la formation et le groupement des membranes et des vésicules qui doivent imprimer la forme de l'individu à venir. Le moindre trouble porté alors dans l'ovule, aurait pour conséquence de produire, dans l'être qui s'élabore, des arrêts de développement des organes, et, par suite, des malformations ou des monstruosités. Or, comme ces cas sont des plus rares dans la syphilis, que les monstruosités peuvent exister en puissance dans les ovules ou les spermatozoïdes, et dépendre de tout autres causes, le fait de la persistance des microbes, dans un ovule fécondé, est une autre impossibilité embryogénique.

En somme, la syphilis dite héréditaire n'est qu'une syphilis congénitale et doit être nécessairement transmise au fœtus par une mère déjà infectée. Autrement dit, si un fœtus devient syphilitique, il l'est par suite d'une contagion transmise directement par une mère syphilitique en réalité, mais pouvant rester saine en apparence [1].

1. C'est la conclusion à laquelle s'arrêtait le D⟨r⟩ Boulengier lorsque, ré-

La conclusion pratique à tirer de là, c'est que, en présence d'expulsion prématurée d'un fœtus mort, prématurée ou à terme d'un enfant vivant, mais atteint de syphilis, ou devenant bientôt syphilitique, les deux générateurs doivent être traités : la mère, fût-elle saine en apparence, parce qu'en réalité elle est syphilitique, susceptible de guérir par un traitement bien compris et de mener à bien ses grossesses futures. Le père le sera également, car bien que sa syphilis puisse ne pas entretenir l'infection existant déjà chez la mère tant que celle-ci sera soumise à un traitement réellement curatif, le danger, pour elle, une fois guérie, d'une contamination nouvelle, serait toujours à craindre, en cas de récidives d'accidents chez le conjoint ; et puis pour éviter les mauvaises suites, ou les complications fâcheuses qui pourraient atteindre tôt ou tard le sujet lui-même.

suivant les travaux du D$^r$ Francotte, il traitait de la syphilis héréditaire et de la syphilis infantile. (Presse méd. belge, 1894, p. 93, et 1895, n$^{es}$ 47 et 48. L'opinion de ces auteurs a été récemment combattue dans un travail du Dr Nicolô La Mensa (de Palerme), à la suite d'expériences, au nombre de 29, faites sur des chiens et souris. Ce dernier donne un résumé sommaire de ces observations, et croit pouvoir conclure, entre autres choses, que le sang des syphilitiques n'exerce pas sur le némasperme d'action plus toxique que celui des individus normaux, que le némasperme n'a aucune action phagocytaire, que sa vitalité et sa structure anatomique sont les mêmes chez le syphilitique et le non syphilitique. (Giorn. delle malat. vener. 1898, fasc. 5). Mais avant de se prononcer sur ces recherches, il convient d'attendre la relation détaillée que nous en faisait espérer l'auteur, et j'ignore si elle a paru.

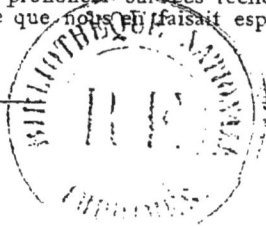

# TABLE DES MATIÈRES

Bourges. — Imp. TARDY-PIGELET, rue Joyeuse, 15.

# MANUELS DE THÉRAPEUTIQUE CLINIQUE

PUBLIÉS SOUS LA DIRECTION

## de G. LEMOINE

*Professeur de clinique médicale à la Faculté de Lille.*

# BIBLIOTHÈQUE DES PERVERSIONS SEXUELLES

PHYSIOLOGIE — PATHOLOGIE — THÉRAPEUTIQUE

## DIX VOLUMES PARUS

*Envoi franco contre mandat-postal.*

Bourges. — Imprimerie TARDY-PIGELET, 15, rue Joyeuse.

www.ingramcontent.com/pod-product-compliance
Lightning Source LLC
Chambersburg PA
CBHW050110210326
41519CB00015BA/3909